LES

INSTITUTIONS SANITAIRES

PENDANT LE

CONFLIT AUSTRO-PRUSSIEN-ITALIEN

SUIVI

D'UN ESSAI SUR LES VOITURES D'AMBULANCE

ET

D'UN CATALOGUE DE LA COLLECTION SANITAIRE AMÉRICAINE

DE L'AUTEUR

PAR

THOMAS W. EVANS

Docteur en médecine

Officier de la Légion d'honneur, Membre de plusieurs Sociétés savantes

Auteur de l'ouvrage *la Commission sanitaire aux États-Unis*

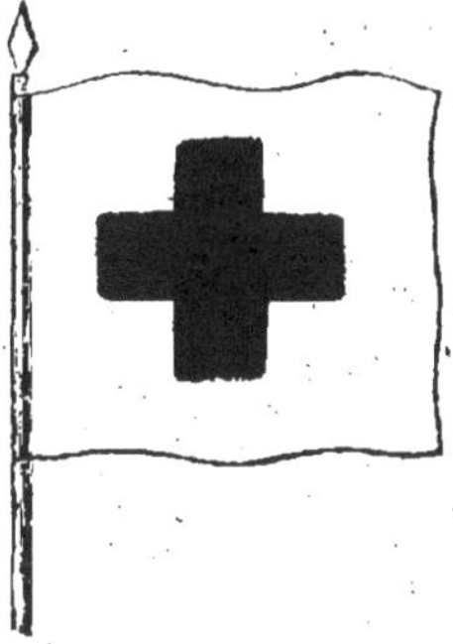

PARIS

VICTOR MASSON ET FILS

PLACE DE L'ÉCOLE-DE-MÉDECINE

1867

LES

INSTITUTIONS SANITAIRES

PENDANT LE

CONFLIT AUSTRO-PRUSSIEN-ITALIEN

PARIS. — IMP. SIMON RAÇON ET COMP., RUE D'ERFURTH, 1.

LES
INSTITUTIONS SANITAIRES

PENDANT LE

CONFLIT AUSTRO-PRUSSIEN-ITALIEN

SUIVI

D'UN ESSAI SUR LES VOITURES D'AMBULANCE

ET

D'UN CATALOGUE DE LA COLLECTION SANITAIRE AMÉRICAINE

DE L'AUTEUR

PAR

THOMAS W. EVANS

Docteur en médecine

Officier de la Légion d'honneur, Membre de plusieurs Sociétés savantes

Auteur de l'ouvrage *la Commission sanitaire aux États-Unis*

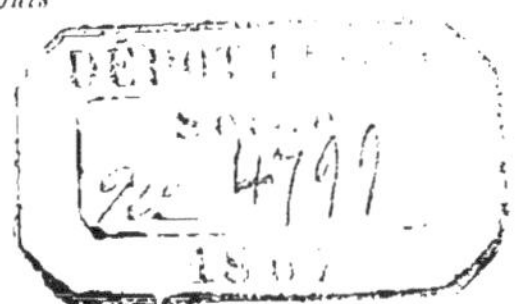

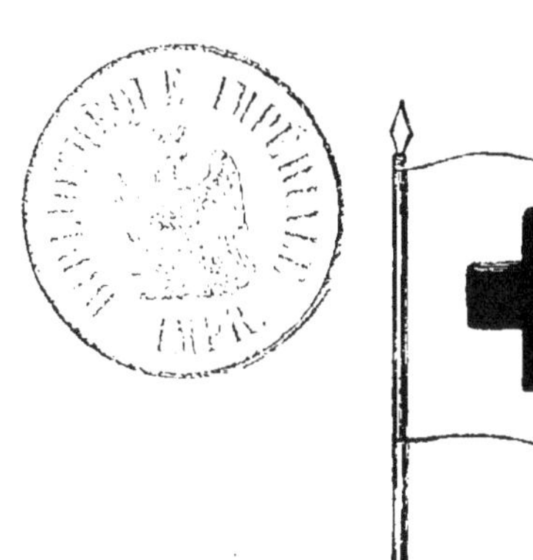

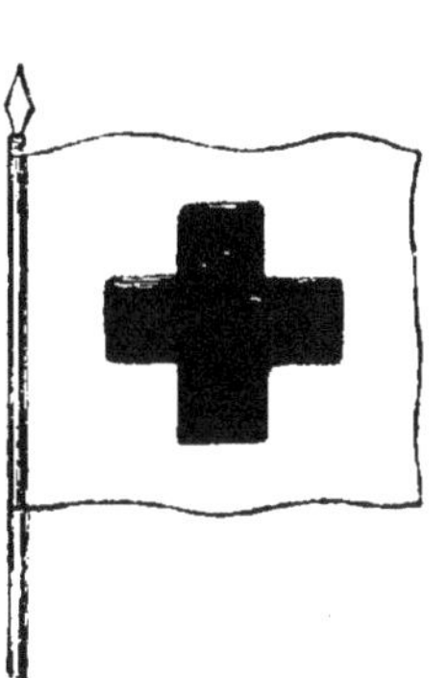

PARIS

VICTOR MASSON ET FILS

PLACE DE L'ÉCOLE-DE-MÉDECINE

1867

TABLE DES MATIÈRES

A

LES
INSTITUTIONS SANITAIRES
PENDANT
LE CONFLIT AUSTRO-PRUSSIEN-ITALIEN

CHAPITRE PREMIER

LA COMMISSION SANITAIRE DES ÉTATS-UNIS ET LA CONVENTION DE GENÈVE

Tendance des nations modernes à mitiger les souffrances qu'entraîne la guerre. — La commission sanitaire des États-Unis. — Initiative des femmes américaines. — Les conférences de Genève. — Les principes de la convention de Genève sont analogues à ceux énoncés dans les statuts de la Commission sanitaire américaine. — L'établissement des sociétés internationales de secours favorisé par plusieurs souveraines.

Une des choses les plus émouvantes et aussi des plus consolantes qui puissent s'offrir au regard de celui qui s'efforce d'observer avec attention et d'étudier avec persévérance les maux que la guerre produit parmi les nations, c'est la faculté que possède l'humanité de dégager d'utiles enseignements du sein même des malheurs qui la frappent, c'est la merveilleuse intelligence avec laquelle les peuples, que désole la guerre, savent inventer des mesures pour mitiger d'inéluctables souffrances et opposer des digues à la puissance du fléau.

Un mémorable exemple de ce genre nous a été offert pendant la grande guerre civile qui vint si inopinément désoler le prospère pays des États-Unis.

Dès les débuts de cette lutte qui devait prendre des proportions gigantesques, un généreux élan fit palpiter le cœur de la nation; une pensée grande et sublime éclata dans toutes les âmes; puisqu'il s'agit cette fois d'une guerre à outrance, se disait-on, rendons-la moins horrible en entourant de soins et de sollicitude ceux qui combattent pour soutenir les droits de la nation. Tel était le sentiment qui animait tous les États loyaux. Et c'est aux femmes américaines, que revient l'honneur d'avoir donné la première impulsion à ce magnifique mouvement populaire d'où résulta la commission sanitaire des Etats-Unis ; qui rendit au pays d'inappréciables services, et que nous considérons comme une des plus grandes choses auxquelles ait donné naissance le sentiment de charité et de solidarité.

Quoique, dans un précédent travail, nous ayons raconté l'histoire et exposé l'organisation de cette institution, qu'il nous soit permis de retracer ici en quelques lignes seulement son origine et ses résultats. Nous croyons d'autant plus utile de les rappeler brièvement au souvenir du lecteur, que la commission sanitaire américaine a été en réalité le type sur lequel se sont modelées, d'une manière plus ou moins fidèle, les œuvres similaires qui ont été créées depuis cette époque en Europe, et notamment les institutions sanitaires organisées en Allemagne pendant le récent conflit austro-prussien.

Lorsque la guerre civile éclata aux Etats-Unis par l'attaque du fort Sumter et que le président Lincoln eut fait son premier appel pour la levée de 75,000 volontaires, tant de recrues se présentèrent, qu'il en résulta un grand tumulte et une grande confusion au département de la guerre, surtout au bureau médical. Pourvoir aux besoins d'une immense multitude d'hommes recrutés au hasard, ignorant les règles les plus élémentaires de la discipline, aurait été une tâche difficile, même pour des fonctionnaires et des officiers expérimentés; qu'on juge dans quel inextricable embarras devaient se trouver des employés qui ignoraient les moyens à employer de se procurer les approvisionnements indispensables. Quant aux médecins militaires, les plus zélés, les plus prévoyants, étaient précisément ceux qui augmentaient le tumulte, et causaient le plus d'embarras à la direction du bureau médical, puisqu'on ne pouvait leur fournir ni les instruments ni les médicaments qu'ils réclamaient avec instance.

Ce fut au sein de cette confusion générale que des associations se formèrent sur tout le vaste territoire de l'Union : dans les villes et jusque dans les villages les plus reculés, on se groupait, on s'instruisait mutuellement sur la manière de préparer de la charpie, des bandages et d'autres objets indispensables pour soigner les blessés.

Toutefois, c'étaient là des aspirations isolées, des tentatives locales, des groupes qui ne se reliaient pas entre eux. On ne tarda pas à comprendre que si ces efforts de la nation devaient produire les fruits qu'on en attendait, il était nécessaire de créer un organe central, chargé de recueillir les offrandes, de les distribuer avec intelligence au moment et à l'endroit où elles seraient le plus utiles, de signaler à l'attention publique les défectuosités du service sanitaire, et de donner en même temps au Bureau médical le concours de la charité nationale.

Le 25 avril 1861, c'est-à-dire au début même de la guerre, une centaine de dames, appartenant aux familles les plus honorables, se réunirent à New-York dans le but de rechercher les moyens propres à réaliser cette pensée. Elles firent rédiger un manifeste adressé à leurs concitoyennes ; elles s'adressèrent ensuite à toutes leurs compatriotes, elles s'adjoignirent un nombre d'hommes les plus distingués du pays, parmi lesquels se trouvaient quelques-uns des plus célèbres médecins et chirurgiens des Etats-Unis ; et grâce aux persistants efforts de ces nobles femmes et à l'énergie de ces hommes de cœur et d'action, tous les obstacles furent vaincus, l'œuvre se réalisa, la commission sanitaire s'organisa, et le Bureau médical lui-même, abandonnant l'ornière de la routine, unit ses efforts à ceux de la Commission sanitaire.

A partir de ce moment cette institution, sans précédent dans l'histoire d'aucun peuple, ne cessa de répandre ses bienfaits sur toute la contrée; et durant la longue lutte qui joncha d'innombrables victimes le sol de la patrie, toutes les voix s'unissaient pour bénir cette œuvre, dont l'action bienfaisante était ressentie partout où souffrait un soldat, partout où coulait le sang d'un combattant.

Pour résumer en un mot les résultats obtenus par la commission sanitaire des États-Unis, nous dirons qu'on sait aujourd'hui qu'elle a distribué des secours représentant une somme de la valeur pécuniaire de cent vingt-cinq millions de francs. On pourrait ajouter que par les soins que cette œuvre a prodigués aux malades et aux blessés, elle a conservé au service des Etats-Unis un nombre de défenseurs représentant une armée de cent mille hommes.

Une œuvre aussi puissante, aussi féconde en résultats heureux, ne pouvait manquer d'appeler l'attention des autres peuples, et de fixer les regards de tous ceux qui s'émeuvent à la pensée des souffrances humaines; aussi lorsque nous eûmes publié notre ouvrage sur l'origine et les résultats de la Commission sanitaire des Etats-Unis, reçûmes-nous de toutes parts en Europe, des marques d'une chaleureuse sympathie pour cette institution, et plusieurs souverains, plus aptes que de simples particuliers à propager, et surtout à réaliser en Europe l'idée d'une œuvre analogue, témoignèrent à l'auteur l'admiration qu'ils éprouvaient à l'égard de la nation qui avait su mener à bonne fin une entreprise aussi grande qu'originale.

Dans l'Amérique méridionale, le mouvement sanitaire se propagea rapidement : notre essai sur la commission des Etats-Unis fut traduit au Paraguay, à Buénos-Ayres et aussi au Brésil. Et lorsque la guerre vint éclater en ces lointaines contrées, sur les rives de la Plata, on établit des comités, et des sociétés de secours furent organisés.

En 1863, à l'époque même où la commission sanitaire, après avoir surmonté tous les obstacles, se développait dans sa force et sa vigueur, une conférence internationale se réunissait à Genève pour délibérer sur les moyens d'établir une organisation sanitaire qui mitigeât les horreurs de la guerre et prévînt à l'avenir les scènes navrantes du champ de bataille de Solférino, scènes que ne saurait oublier quiconque en a été témoin et qui, au moment des conférences, étaient encore présentes à l'esprit de tous les amis de l'humanité.

Dans les discussions qui eurent lieu au sein de cette mémorable réunion, plusieurs membres de la conférence émirent l'opinion qu'une organisation sanitaire basée sur l'initiative individuelle, sur les efforts spontanés du peuple, était une chimère impraticable. Le lecteur, qui sait maintenant à quel résultat prodigieux la Commission américaine était arrivée dès cette époque, comprendra quel dut être notre étonnement lorsque nous eûmes connaissance des débats de la conférence. N'était-il pas étrange, en effet, que de semblables opinions pussent être soutenues, lorsqu'il suffisait de jeter un coup d'œil sur ce qui se passait de l'autre côté de l'Océan, pour se convaincre de la merveilleuse puissance qui réside dans l'action libre et spontanée des individus?

Au reste, d'autres membres de la conférence ne manquèrent pas d'appeler l'attention sur la Commission sanitaire des États-Unis; et, en somme, le projet qui sortit des délibérations de la conférence s'appuya sur des principes analogues et des sentiments semblables à ceux qui avaient donné naissance à l'institution américaine. En effet, il ne faut pas oublier que plusieurs articles de la convention de Genève se retrouvent, en d'autres termes, dans les statuts de la Commission américaine, et que si la convention genévoise stipule que les militaires blessés seront recueillis et soignés, à quelque nation qu'ils appartiennent, la Commission sanitaire des États-Unis avait agi d'après le même principe en distribuant indistinctement ses ressources aux amis et aux ennemis couchés côte à côte sur le lit de douleur. Quant à la reconnaissance de neutralité des corps d'hospitaliers, admise par la convention de Genève, c'est là une réforme féconde en résultats et qui, pendant les événements dont l'Allemagne a été le théâtre, a rendu d'inappréciables services et conservé la vie à des milliers de blessés et de malades.

Nous ne saurions omettre de faire observer que cette pensée de neutraliser les blessés s'était fait jour avant qu'elle fût discutée dans la conférence de Genève, et même avant qu'elle eût été réalisée par la Commission sanitaire des Etats-Unis. Nous voulons parler du décret que promulguait l'empereur Napoléon III pendant la guerre d'Italie, peu de temps après la victoire de Montebello.

Ce fut là un fait mémorable et que relate en ces termes *le Moniteur* du 29 mai 1859.

« L'empereur Napoléon III, voulant diminuer, autant qu'il dépend de lui, les maux que la guerre entraîne avec elle, et donner l'exemple de la suppression des rigueurs qui ne sont pas nécessaires, a décidé, en date du 28 mai, que tous les prisonniers blessés seraient rendus à l'ennemi, sans échange, dès que leur état leur permettrait de rentrer dans leur pays. »

L'esprit de ce décret est, on le voit, entièrement conforme aux principes qui allaient prévaloir en Amérique et en Europe.

Mais avant d'exposer l'application que ces principes ont trouvée en Europe, et surtout en Allemagne, nous voudrions faire remarquer combien est grande la part que les femmes ont prise partout dans l'œuvre de la réforme sanitaire.

On a déjà vu avec quel esprit de charité et de dévouement les femmes américaines se consacrèrent à l'œuvre sanitaire, avec quelle persévérance elles surent mener à bonne fin leur admirable entreprise. Cette œuvre qui, humble à son début, étendit peu à peu ses branches sur une grande partie du nouveau monde, pour ensuite les étendre sur toute la surface de l'Europe, ne rappelle-t-elle pas le grain de sénevé dont parle l'Évangile, qui, humble à sa naissance, devint un arbre à l'ombre duquel s'est reposée l'humanité souffrante?

Or, en Europe comme au nouveau monde, la pensée d'une réforme sanitaire, destinée à porter secours aux blessés et à rendre moins cruelles les inévitables souffrances qu'entraîne la guerre, cette pensée, dis-je, a inspiré des actes de dévouement, non-seulement aux hommes qui, par leur fortune ou leur position, pouvaient agir efficacement, mais elle a inspiré une sainte et noble ardeur, surtout aux femmes. Et, parmi elles, maintes princesses et plus d'une souveraine se sont distinguées par l'abnégation, le zèle et l'intelligence qu'elles ont mis au service de l'œuvre humanitaire auquel elles se sont vouées.

On peut dire, je crois, que si la réforme proposée par la conférence de Genève a été accueillie et immédiatement mise en pratique par un grand nombre de puissances européennes, ce fut grâce surtout à l'heureuse influence de quelques souveraines. Elles surent inspirer à ceux qui les entouraient quelque chose de l'esprit de charité dont elles étaient animées et de l'ardente sympathie qu'elles éprouvaient pour l'œuvre projetée. Nous savons que l'impératrice des Français fut particulièrement sympathique à la réforme sanitaire. D'ailleurs, il ne pouvait en être autrement chez une princesse qui, de tout temps, et avant même qu'elle portât la couronne impériale, soignait les malades. A l'appui de ce fait, nous pourrions citer plusieurs exemples : mais ce serait superflu. N'a-t-on pas vu, dans ces dernières années, cette souveraine fonder des asiles, et, au sein même des épidémies, visiter les hôpitaux, réconforter les malades et mériter ainsi le nom de sœur grise que lui donna le peuple?

Une autre grande puissance européenne avait signé la convention de Genève en même temps que la France : c'était la Prusse. Et, dans ce pays, on vit la reine se placer à la tête du mouvement sanitaire avec un zèle admirable et une persévérance qui sut triompher de tous les obstacles. On verra, dans les pages qui suivent, la part que cette souveraine a prise dans la réforme hospitalière du royaume, et le lecteur aura occasion d'apprécier avec quelle intelligente activité, avec quelle inépuisable bonté elle a inauguré et consolidé en Prusse l'organisation sanitaire, qui a rendu et qui rend encore de si grands services à ce pays.

CHAPITRE II

ORIGINE DE LA SOCIÉTÉ PRUSSIENNE DE SECOURS AUX BLESSÉS.

Sympathie du roi et de la reine de Prusse pour l'œuvre de la Commission sanitaire des États-Unis. — Lettre autographe du roi. — Groupes d'hospitaliers volontaires aux différentes gares des chemins de fer. — Premiers débuts de la Société prussienne de secours. — Son activité pendant la campagne du Schleswig-Holstein. — Envoi de commissaires dans le Schleswig.

Lorsque la guerre éclata en Allemagne, mon attention se porta naturellement, et d'une manière toute spéciale, vers l'organisation hospitalière et sanitaire de ce pays. Il me semblait qu'en allant étudier cette organisation dans les contrées belligérantes, et en la comparant avec les institutions que j'avais étudiées en Amérique et ailleurs, d'utiles enseignements pourraient être dégagés de ce rapprochement. En me rendant sur le théâtre des événements pour mieux étudier la question qui faisait l'objet de mes méditations, je croyais d'autant plus remplir un devoir, qu'avant la guerre LL. MM. le roi et la reine de Prusse m'avaient itérativement exprimé combien était grande leur sympathie pour l'œuvre accomplie par la Commission sanitaire des États-Unis, et avaient daigné m'encourager dans les efforts que je faisais pour propager l'idée d'une œuvre sanitaire analogue à celle qui, en Amérique, avait rendu de si grands services à l'humanité.

Voici, du reste, en quels termes le roi s'exprimait dans la lettre autographe qu'il nous adressa :

A M. Thomas W. Evans, docteur en médecine.

« Acceptez l'assurance du haut intérêt

que m'offre l'ouvrage que vous m'avez fait parvenir par l'entremise de la reine. Elle vous a transmis en mon nom le témoignage d'estime que je vous destinais pour vos importantes recherches médicales. Mais je tiens, par ces lignes, à constater le but qui les honore : le soulagement des souffrances en général, et l'amélioration de l'état sanitaire des armées. »

« GUILLAUME.

« Bade, ce 13 octobre 1865. »

Les principes adoptés par la réunion genévoise répondraient-ils à l'attente générale, maintenant qu'ils étaient mis en pratique sur une vaste échelle? Comment les comités de secours allaient-ils fonctionner? Aura-t-on adopté, dans l'organisation hospitalière militaire, quelques-unes des mesures éprouvées et trouvées bonnes pendant la grande guerre des États-Unis? Et si l'on a profité de l'expérience des États-Unis, quels perfectionnements ou quelles modifications aura-t-on introduits dans l'œuvre américaine pour l'adapter aux habitudes européennes et aux exigences d'une guerre entreprise dans des conditions différentes?

Telles étaient les questions que je m'adressais; tel était le problème que je me proposais d'étudier.

Une des premières choses qui me frappa lorsque je fus entré sur le territoire où se déroulaient les événements, ce fut, dans la plupart des stations du chemin de fer, la présence d'un grand nombre d'hospitaliers volontaires. Ils portaient au bras la glorieuse écharpe de la société internationale; croix rouge sur écharpe blanche. Ils étaient là attendant chaque convoi, et prêts à porter secours aux soldats blessés, amis ou ennemis, que le train pourrait amener. Cela nous rappelait les hospitaliers volontaires de la Commission sanitaire américaine qui, eux aussi, préparaient dans les gares un asile aux blessés et aux malades qui revenaient des champs de bataille. Mais tout en reconnaissant avec une intime satisfaction la similitude qui existait entre les deux organisations, nous remarquâmes aussitôt une différence qui nous sembla importante.

En Amérique, on voyait partout, même aux stations, des hospitalières rivaliser de dévouement avec les hospitaliers. Ici, il n'y avait parmi les volontaires que des hommes. Cette lacune nous frappa, et plus d'une fois dans le cours de ce travail nous aurons l'occasion de signaler l'absence, selon nous regrettable, de femmes dans le service hospitalier en Allemagne. Mais avant de communiquer les réflexions que nous suggéra le fonctionnement des nouvelles institutions hospitalières et sanitaires en Allemagne, il convient, peut-être, de dire quelques mots de la manière dont elles ont pris naissance dans ce pays et notamment en Prusse.

On sait que cette puissance fut une des premières à signer la convention de Genève; elle était destinée à inaugurer la réforme et à en faire l'expérience pratique. Quoique le roi de Prusse n'eût signé la convention que le 24 août 1864, dès le mois de février de la même année, il s'était formé à Berlin une société de secours, la Société centrale prussienne, qui entra en activité le mois suivant, la campagne du Schleswig-Holstein ayant commencé. Cette campagne, entreprise pendant l'hiver, avait fait naître dans l'armée des souffrances qui appelèrent vivement l'attention publique. La Société centrale prussienne, dont le comité siégeait à Berlin, fit un appel à la nation. Au bout de quelques jours elle eut à sa disposition quatre mille thalers environ. Certes ce n'était pas là une somme bien considérable; toutefois le comité central sut en faire un usage si judicieux que, dès le début, l'armée ressentit l'action bienfaisante de l'institution; et peu de temps après, le comité central reçut des contributions en nature, en assez grande abondance pour subvenir efficacement aux plus urgentes nécessités.

Ce comité se trouvait à la tête d'une institution sans précédent dans les annales militaires de l'Europe; il lui fallait par conséquent marcher avec prudence et pour ainsi dire à tâtons. Il commença par envoyer sur le théâtre de la guerre un de ses membres les plus distingués, le docteur Gurlt, professeur à la faculté de Berlin. Ce délégué de la commission avait plus particulièrement pour mission d'étudier les voies et moyens de transporter les blessés hors du champ de bataille.

On ne tarda pas néanmoins à reconnaître qu'il était indispensable que la société fût représentée d'une manière permanente sur le théâtre des opérations. A cet effet, le colonel de Malochowski et le major de Witje y furent envoyés comme délégués du comité. Et grâce à l'activité dévouée de ces hommes intelligents, on organisa aussitôt un dépôt dans la ville de Flensbourg, au centre même des opérations militaires, de sorte que l'on put livrer aux médecins de l'armée, instantanément et à mesure qu'ils les réclamaient, de la charpie, des instruments de chirurgie, de la literie, des médicaments et des objets alimentaires.

Quoique le nombre des blessés ne dépassât pas les prévisions des hommes du métier, cependant les hôpitaux militaires contenaient plus de malades et de blessés que ne comportait l'espace dont on pouvait disposer. Il en résulta dans les hôpitaux une mortalité considérable. En présence de ce fait, la société de secours fit un appel à tous les propriétaires ruraux du Schleswig-Holstein, pour s'informer s'ils seraient disposés à recevoir chez eux les soldats blessés. La population répondit à cet appel avec un tel empressement qu'on fut dans l'impossibilité d'accueillir toutes les offres faites avec une admirable spontanéité. A partir de ce moment, l'encombrement cessa dans les hôpitaux, les cicatrisations s'opérèrent plus régulièrement, et le chiffre proportionnel de la mortalité baissa sensiblement.

En outre, le comité central, avec des ressources encore restreintes, trouva le moyen de remettre des sommes de vingt à cent francs à la plupart de invalides qui sortaient des hôpitaux militaires.

Tels furent, en résumé, les actes que la Société sanitaire prussienne put accomplir durant la guerre du Schleswig-Holstein. On n'y voit pas, il est vrai, de ces résultats brillants et inattendus comme ceux qui signalèrent les débuts de la Commission sanitaire des États-Unis. Toutefois il serait injuste de méconnaître l'élan que le peuple montra dès le principe pour une œuvre à laquelle il ne s'était pas encore préparé. Nous dirons même que le comité central de Berlin a fait, dans une sphère restreinte en apparence, une œuvre très-grande et très-considérable, en raison des ressources dont il disposait et de la nouveauté de l'entreprise qu'elle inaugurait devant l'Europe attentive.

C'est avec intention que nous disons que l'Europe était attentive ; car il ne faut pas oublier qu'au moment où le comité central entrait en activité, les statuts de la conférence de Genève étaient encore à l'état de projet, et que la réalisation des principes qu'ils énonçaient paraissait peu probable, sinon imposible, à quelques-unes des personnes qui avaient assisté aux débats de la conférence.

Un grand intérêt s'attachait par conséquent à l'entreprise tentée par la Société prussienne de secours, et nous pensons que les heureux résultats qu'elle obtint ont fortement contribué à la conclusion du traité international qui fut signé dans la ville de Genève.

Après la campagne du Schleswig, la Société centrale, fidèle à un article de ce traité, resta en activité dans le but de préparer pendant la paix les moyens de secourir efficacement les blessés si une guerre éclatait dans l'avenir.

CHAPITRE III

TRANSFORMATION DE LA SOCIÉTÉ CENTRALE EN SOCIÉTÉ DE SECOURS INTERNATIONALE.

Les ressources du département de la guerre, quelque considérables qu'elles soient, sont le plus souvent insuffisantes. — Nécessité de l'action spontanée des populations. — La Société prussienne de secours aux militaires blessés et malades obtient le droit de corporation. — Appel du comité central à la nation. — Dépôt central de Berlin. — Réflexions qu'il suggère à l'auteur. — Statuts de la Société prussienne de secours.

On a vu, dans une des pages qui précèdent, que pendant la campagne du Schleswig-Holstein, les hôpitaux furent encombrés de blessés, et que les médecins militaires durent faire de grands efforts pour porter du secours partout où leur présence était requise. Et cependant on aurait pu croire qu'il en eût été autrement ; car, d'une part, il ne fut livré durant cette guerre aucune de ces batailles épouvantables où la mort moissonne d'innombrables victimes, et d'autre part, l'organisation du service médical de l'armée prussienne, et notamment son organisation hospitalière, est une des plus complètes qu'il y ait. En effet, chaque corps d'armée prussien est amplement pourvu du matériel et du personnel nécessaire pour le service de trois hôpitaux de campagne et de trois ambulances (*leichte und schwere Feldlazarethe*). Indépendamment du corps médical et d'un nombre considérable d'infirmiers, il y a dans chaque corps d'armée des compagnies sanitaires; c'est-à-dire des détachements de troupes spécialement destinées à relever les blessés et à les transporter aux ambulances.

Mais quelque nombreux que puisse être le personnel hospitalier, et quelque parfaite que soit l'organisation du service médical d'une peuple. Ces paroles de notre roi nous exhortent à déployer une incessante activité, et à rassembler, pendant les jours de paix que nous avons encore, de vastes ressources afin que si la guerre éclatait, nous soyons prêts, avec la grâce de Dieu, à secourir nos frères, nos fils, nos parents et nos amis qui iront défendre la patrie. »

Et quelques semaines plus tard, le comité central ajoutait : « L'armée est sous les armes. Le moment est venu où nous devons mettre en pratique les principes de la convention de Genève. Pour atteindre ce but, nous comptons sur le concours dévoué de la nation entière. »

Ce concours ne manqua point au comité central. De toutes parts s'organisèrent des sociétés locales de secours, qui vinrent se rattacher à la société mère ; et les dons en argent et en nature furent dirigés de tous les points de la monarchie vers Berlin, où l'on avait établi le dépôt central de l'œuvre.

Lorsque je visitai la capitale prussienne, — c'était au plus fort de la guerre — ce dépôt était établi dans un des quartiers les plus opulents de la ville ; mais le local nous parut beaucoup trop étroit pour l'usage auquel il était destiné.

Les offrandes y arrivaient en abondance ; des caisses énormes obstruaient les couloirs, des objets de toute nature, matelas, toiles cirées, instruments, bandages, etc., etc., gisaient sans ordre dans les escaliers. Dans la même pièce on s'occupait de recevoir les objets qui arrivaient et d'en expédier d'autres sur le théâtre de la guerre ; les ouvriers qui emballaient se trouvaient côte à côte avec ceux qui déballaient. On clouait, on criait ; le bruit des marteaux se mêlait à la voix des employés supérieurs qui répondaient aux allants et venants ; on adressait de toutes parts des ordres ou des réclamations ; parfois même s'élevait quelque violente discussion.

Tout cela nous rappelait la confusion et le tumulte qui régnèrent pendant quelques semaines au département sanitaire à Washington, au début de la guerre civile. Mais en contemplant la scène bruyante et quelque peu confuse qui s'offrait à mes regards au dépôt central de Berlin, je ne pus me défendre d'un sentiment de tristesse, en songeant combien il était facile qu'au sein d'un semblable tumulte un ordre fût mal interprété, ou qu'une expédition pressante fût retardée de quelques heures. Or, en de pareilles occurrences, le moindre retard ou la moindre erreur ne compromet-elle pas des centaines, sinon des milliers d'existences ?

Toutefois, j'ai hâte d'ajouter que mes appréhensions n'étaient pas fondées, et qu'après avoir vu de près les difficultés de détail contre lesquelles le comité central avait à lutter, j'ai pu d'autant mieux apprécier les grandes choses qu'il a accomplies, et reconnaître avec quelle promptitude, avec quel ordre et quelle précision il a su distribuer les trésors dont il était dépositaire.

Il convient aussi de faire remarquer que, pour l'éclairer sur les besoins de l'armée, et pour l'aider à produire la plus grande somme de bien possible, le comité central avait à ses côtés un organe essentiel.

En effet, dès qu'on eut reconnu que la guerre était inévitable, le comité central s'était mis en rapport avec le comte de Stollberg, que le gouvernement venait de nommer commissaire général et inspecteur du service hospitalier volontaire de l'armée prussienne. Le gouvernement avait fait un choix heureux en nommant à ce poste le comte de armée, il y aura toujours, dans le cours d'une campagne, des moments où ce personnel et cette organisation se trouveront insuffisants. Il est, en effet, absolument en dehors du pouvoir de l'administration officielle, de pourvoir sur-le-champ et immédiatement aux nécessités que créent une bataille sanglante, lorsque des milliers et des milliers de blessés réclament du secours, comme on l'a vu dans ces derniers temps. Où trouver en ce moment suprême des chirurgiens en nombre suffisant? où trouver des bandages et de la charpie pour panser tant de blessures? où trouver des infirmiers pour soigner tant de victimes?

Et lorsque les hôpitaux sont comblés de blessés, et que les approvisionnements du corps médical ont été consommés, ce qui arrive parfois en peu de jours, comment, dans ces moments où la contrée est épuisée, où les populations sont hostiles, où les communications sont difficiles, — comment trouver et les médicaments, et la literie, et les aliments, et les appareils? — C'est alors, c'est en ces moments décisifs, qu'interviennent efficacement les institutions sanitaires qui font l'objet de notre travail, c'est alors qu'elles apportent au Corps médical de l'armée leur concours, qu'elles envoient leurs hospitaliers volontaires, qu'elles distribuent leurs approvisionnements et qu'elles partagent les inépuisables trésors que leur ont confiés les populations.

Aussi les services rendus par la Société sanitaire de Prusse furent appréciés par la direction de la guerre, au point qu'après la campagne du Schleswig-Holstein, et en pleine paix, le gouvernement songea non-seulement à protéger cette institution, mais à lui donner de nouveaux développements. Dès le mois d'avril 1865, le comité central fut averti que le roi et la reine prenaient l'œuvre sous leur protection immédiate. Voici en quels termes cette détermination fut annoncée au comité.

« Sur une proposition qui nous a été présentée le 12 de ce mois, nous avons résolu de placer sous notre protection spéciale la Société prussienne, fondée dans le but de secourir, en temps de guerre, les militaires blessés et malades ; nous donnons notre protection à cette société, en considération du but élevé et important qu'elle poursuit.

« *Signé :* GUILLAUME et AUGUSTA.

« Berlin, 19 avril 1865. »

Après la guerre du Danemark, les fonds dont pouvait disposer le comité central étaient à peu près épuisés. Toutefois, de nouveaux versements eurent lieu, et au 1er janvier 1866, peu de temps avant que la Société fût transformée et entrât dans une nouvelle phase d'activité, voici comment se présentait l'état de ses ressources :

RECETTES

	EN ESPÈCES.			EN VALEURS.
	Thl.	Sgr.	Pfg.	Thl.
1. Actif, conformément à l'inventaire précédent. . . .	261	05	10	5,500
2. Contributions annuelles. . .	1,261	—	—	
3. Apports des sociétés locales.	2,442	21	02	
4. Offrandes.	927	13	07	
Recettes diverses :				
5. Produit de la vente de deux alliances en or.	5	20	—	
6. Produit de la vente de différentes valeurs.	5,855	24	—	
7. Produit de capitaux placés à intérêts.	438	—	—	
TOTAL DES RECETTES. .	11,197	27	07	

Parmi les dépenses de cette année de paix 1865 à 1866, nous remarquons avec satisfaction que la plus forte, soit 6,000 francs environ, était consacrée à des secours donnés en espèces à des blessés et à des invalides de la campagne de Holstein. En résumé, voici quelle était la situation financière de la Société prussienne de secours aux blessés, à l'époque où allait éclater la guerre avec l'Autriche. Elle possédait :

En espèces, environ.	7,000 fr.
En diverses valeurs.	40,000
Au total.	47,000

On était au mois d'avril 1866. Déjà l'horizon politique s'obscurcissait, et les esprits habitués à sonder l'avenir prévoyaient déjà la possibilité d'un conflit avec l'Autriche. Ce fut à ce moment que la Société prussienne reçut du roi de Prusse le droit de corporation. C'était là un grand privilége qu'on lui accordait; car, du moment qu'elle était reconnue par l'Etat comme corporation, son individualité s'accentuait, et elle possédait désormais le droit de vendre et d'acheter, de construire et de tester, de plaider et de se porter partie civile.

En même temps, le gouvernement faisait savoir qu'il serait désirable que le comité central, siégeant à Berlin, devînt à l'avenir l'organe central de la bienfaisance publique, afin d'éviter le conflit et la confusion qui avaient marqué les débuts de la société au commencement de la campagne du Schleswizg.

A la suite de ces différentes communications, et surtout après la proclamation dans laquelle le roi Guillaume appelait la Prusse entière sous les armes, le comité central modifia ses statuts et fit à la nation un énergique appel, dont nous citons quelques passages.

« Notre roi nous a dit que, fidèle à son devoir, il avait appelé sous les armes tout son

Stollberg, dont le dévouement à l'œuvre sanitaire était bien connu. Le comte de Stollberg devint ainsi l'intermédiaire entre la Société de secours et le bureau médical de l'armée, et grâce à sa sollicitude et à sa vigilance, le comité fut toujours averti du mouvement des troupes et son attention fut toujours appelée en temps utile vers le point où les secours étaient urgents.

L'organisation de la Société prussienne de secours nous semble excellente, et ses statuts pourraient être utilement consultés partout où l'on voudrait organiser de semblables institutions. Aussi croyons-nous devoir reproduire en entier cet utile document.

STATUTS DE LA SOCIÉTÉ PRUSSIENNE DE SECOURS AUX MILITAIRES BLESSÉS

§ 1

La Société prussienne de secours aux militaires en campagne blessés ou malades a pour but :

1° En temps de guerre d'aider l'administration royale des ambulances et des hôpitaux à soigner les soldats malades et blessés;

2° En temps de paix, de préparer les moyens propres à atteindre ce but.

En conséquence, la Société doit, en temps de paix, faire tout ce qui est en son pouvoir pour préparer et perfectionner les asiles destinés à recevoir, pendant la guerre, les blessés et les malades; elle doit aussi s'attacher à former le personnel et à se procurer les matériaux nécessaires.

Au moment de la guerre, elle devra mettre à la disposition des autorités militaires sanitaires, ses forces et ses ressources.

La Société base son activité et ses rapports avec les sociétés analogues des autres pays, sur les articles de la convention de Genève du mois d'octobre 1863, et notamment sur le traité international du 4 janvier 1864, que le roi a signé le 22 août 1864.

La Société a pour devise :

Militi pro rege et patria vulnerato.

§ 2

Le comité central a son siége à Berlin.

Des sociétés provinciales et communales seront formées : considérées comme des subdivisions de la société prussienne, elles seront réunies en une seule et vaste corporation.

Le comité central entretient des rapports constants et réguliers avec les sociétés provinciales et communales.

Dès que, dans une province quelconque de la monarchie, une société provinciale aura été organisée et munie de statuts réguliers, les membres de l'ancienne Société centrale de secours, siégeant à Berlin, qui appartiennent à ladite province feront partie de la société de cette province où ils résident.

L'ancienne Société centrale qui fonctionnait à Berlin, formera, désormais, une société provinciale, celle de la province de Brandebourg, et en même temps elle représentera la société locale de Berlin.

§ 3

La direction suprême de la corporation est confiée à un comité central, chargé en même temps de représenter la Société prussienne à l'étranger.

Le comité se compose de vingt-quatre membres au moins.

Quinze de ces membres doivent être domiciliés à Berlin.

Le gouvernement nomme trois commissaires auprès du comité central. Ils ont pour mission d'aider de leurs conseils le comité, de servir d'intermédiaires entre la Société et l'administration de la guerre, afin que le comité puisse distribuer ses secours selon les besoins de l'armée et qu'il puisse rattacher son service hospitalier et sanitaire à celui des ambulances et des hôpitaux de l'armée.

Les commissaires du gouvernement sont considérés comme membres du comité et en feront partie.

Le comité provincial de chacune des sociétés provinciales a le droit d'envoyer un de ses membres comme député aux séances du comité central, et chacun de ces députés des provinces a une voix dans les délibérations du comité central.

§ 4

Le comité central choisit parmi ses propres membres son président et deux vice-présidents; un secrétaire et un vice-secrétaire, et enfin son trésorier.

Le président convoque le comité; et le comité a l'obligation de se réunir chaque fois que trois de ses membres en feront la demande.

Les décisions du comité ont lieu à la majorité des voix; en cas de partage, la voix du président décide du vote.

§ 5

Le comité central est chargé d'entrer en pourparlers avec les autorités, chaque fois que l'exige l'intérêt de la Société ; il est autorisé :

A soigner, au nom et dans l'intérêt de la Société, les affaires de tout genre; notamment :

A faire des arrangements et passer des contrats ;

A céder et abandonner des droits et des priviléges appartenant à la Société ;

A donner quittance ;

A intenter des procès ;

A nommer et accepter des arbitres ;

A prêter serment ;

A donner procuration.

Tout ce que le comité aura fait au nom de

la corporation sera obligatoire pour celle-ci.

Tout document émanant du comité doit être signé par le président et par deux membres du comité.

§ 6

Parmi les affaires de la compétence du comité, il faut ranger encore :

1. Les relations internationales de la Société avec les sociétés et les gouvernements étrangers ;

2. Les arrangements à prendre de concert avec les autorités prussiennes au sujet du fonctionnement de la Société ;

3. Tout ce qui a rapport à l'organisation de la Société ;

4. La convocation et la direction des assemblées générales ;

5. L'établissement du bilan de la Société ;

6. Les délibérations et les résolutions au sujet de l'emploi des fonds en temps de paix ;

7. Les mesures urgentes à prendre au début de la guerre et pendant sa durée ;

8. L'administration générale des fonds de la Société;

9. Les mesures à prendre pour augmenter les ressources de la corporation ;

10. La correspondance avec les sociétés provinciales et communales, à moins que les statuts de la société provinciale spécifient que le Comité central ne doive correspondre directement qu'avec le comité provincial et non avec les sociétés locales ou communales.

Les membres du comité central furent élus parmi les hommes les plus respectables et les plus aimés de la monarchie ; c'étaient :

le prince de Reuss, président; MM. Abeken, conseiller intime; le comte d'Arnim Boytzenbourg, ancien ministre d'État, vice-président; Bleichroeder, conseiller au ministère du commerce; Caspar, conseiller à la cour de cassation; de Decker, imprimeur de la cour; le lieutenant général de Derenthall; le professeur Firmenich-Richartz; de Gruner, le docteur de Langenbeck, le docteur Gurlt, etc., etc.

CHAPITRE IV

COMBAT DE LANGENSALZA.

Acharnement de la lutte. — La ville de Langensalza encombrée de de blessés. — Insuffisance complète des ressources du service médical dans l'armée hanovrienne et dans le détachement prussien. — Angoisses des médecins militaires. — Leur joie à la vue des secours expédiés par le comité central de Berlin.

A peine la guerre venait-elle d'être déclarée, que le comité central de la Société prussienne eut l'occasion de montrer aux yeux de tous combien était puissante l'organisation que s'était donnée la corporation, et avec quelle faveur son appel aux sentiments patriotiques et humanitaires avait été accueilli par la nation entière.

On était au 28 juin. Un détachement des troupes prussiennes, fort de cinq mille hommes environ, et presque tous originaires de la ville de Berlin, avait marché à la rencontre de l'armée hanovrienne qui se dirigeait vers le sud afin de faire sa jonction avec les troupes bavaroises.

Le choc entre le corps prussien et le gros des Hanovriens fut très-violent; de part et d'autre on combattit avec un acharnement extrême : la lutte dura cinq heures. Les Prussiens, après des prodiges de valeur, durent se replier; ils le firent en bon ordre. Mais l'armée hanovrienne éprouva des pertes énormes; et cette journée, quoique glorieuse pour le drapeau du Hanovre, démontra l'inutilité d'une lutte prolongée contre les forces prussiennes. Les Hanovriens se retirèrent dans la ville de Langensalza, et les Prussiens campèrent dans le voisinage.

Le sanglant combat n'était pas encore terminé, que l'on éprouvait déjà d'une manière cruelle que les ressources dont pouvait disposer le corps médical prussien était insuffisant; et quant aux ressources des Hanovriens, elles étaient à peu près nulles, ainsi que nous allons le prouver.

Telle était la situation lorsque le commissaire royal auprès du comité central de la Société prussienne de secours, le comte de Stollberg, reçut vers les cinq heures du soir avis qu'il y avait à Langensalza plus de quinze cents blessés qui manquaient absolument de pain.

Aussitôt le comité central, déployant une intelligente activité, se mit en mesure de remplir sur-le-champ son devoir. Dès minuit, trois convois spéciaux partaient de la gare de Berlin, emportant sur le théâtre des événements les secours de la Société sanitaire.

Parmi les objets expédiés, nous remarquons 1,072 bandages, représentant ensemble une longueur de 6,500 aunes de toile; 150 appareils en plâtre, 4 bouteilles de chloroforme, 124 matelas, 150 compresses, 500 chemises, 102 serviettes, 100 paires de bas, de la charpie, des pantoufles, de la ouate, des caleçons, des instruments de chirurgie, du chocolat et une foule d'autres objets destinés à soulager ou à réconforter les blessés. On voit que le comité s'était montré prévoyant et qu'au premier appel il se trouvait prêt à remplir dignement son devoir.

Un de ses membres accompagnait l'envoi, ainsi que huit médecins et plusieurs infirmiers et infirmières volontaires, parmi lesquelles se trouvaient six diaconesses de l'institution des Sœurs protestantes. A Magdebourg, plusieurs autres médecins et infirmiers se joignirent aux membres de la Société de secours. Le comité central avait eu soin de télégraphier au comité local de Gotha l'ordre de préparer des voitures pour recevoir les objets expédiés; aussi dès le matin le convoi atteignait la petite ville de Langensalza.

Ce fut un triste spectacle qui s'offrait ici au regard. Langensalza était encore occupée par les Hanovriens, et quoiqu'une partie de leurs blessés eussent déjà été enlevés de la ville, on en comptait encore plus de mille, répartis dans quinze différents quartiers, et environ trois cents Prussiens. Les chirurgiens hanovriens tâchaient de suppléer par leur zèle à l'insuffisance de leur nombre; sous l'habile direction de leur chef, le docteur Stromeyer, un des plus éminents chirurgiens des armées allemandes, ils accomplissaient des prodiges de dévouement, mais il leur manquait tout ce qui aurait pu rendre utiles tant d'efforts. D'autre part, les chirurgiens prussiens n'étaient point en nombre suffisant pour donner à tant de blessés les soins nécessaires.

On n'était pas préparé à un si terrible carnage; aussi le service sanitaire manquait non-seulement d'infirmiers, mais, chose étonnante, il ne possédait pas même le matériel nécessaire pour dresser un seul hôpital d'ambulance. Aussi les blessés hanovriens et prussiens étaient-ils couchés sur de la paille, telle qu'on avait pu se la procurer à la hâte; d'autres étaient étendus sur le sol, et peu nombreux étaient les blessés auxquels on avait pu donner un lit muni d'un paillasson.

Les médecins de l'armée, épuisés de fatigue, étaient en proie à un sentiment d'angoisse à la vue de tant de souffrances qu'ils étaient impuissants à soulager. Qu'on juge de la satisfaction qu'ils éprouvèrent lorsqu'ils virent se dérouler la longue file de voitures qui leur apportaient tous ces différents objets qui leur manquaient : literie, charpie, bandages, compresses et provisions ! Qu'on se figure leur satisfaction lorsqu'ils virent accourir vers eux les infirmiers, les infirmières et les médecins que la Société de secours envoyait à leur aide !

Aussitôt tout se transforma et changea d'aspect. Tous les blessés prussiens et hanovriens furent installés dans de bons lits, l'ordre se rétablit et les angoisses cessèrent.

CHAPITRE V

LA BATAILLE DE SADOWA.

Grandeur de la lutte. — Scènes navrantes. — Un grand nombre de blessés restés plusieurs jours sans pansement. — Activité et dévouement des médecins prussiens. — Les ambulances dans les villages qui environnent le champ de bataille. — Bonté et sollicitude des chirurgiens dans les hôpitaux de campagne. — Les blessés dans les hôpitaux de Milowitz et de Sadowa.

On a vu dans le chapitre qui précède avec quelle vigueur et quelle intelligence le comité central de la Société prussienne avait donné aide et assistance au département sanitaire de l'armée, dès le premier conflit entre les forces hostiles. Toutefois, ce n'était là, pour ainsi dire, que le premier essai que l'institution faisait de ses forces. A partir de ce moment, elle eut conscience de ce qu'elle pouvait réaliser, et lorsque des événements plus graves et plus décisifs vinrent presque aussitôt après le combat de Langensalza étonner l'Allemagne et l'Europe, la Société prussienne montra d'une manière éclatante combien grands sont les services que peuvent rendre, en ces moments solennels, une œuvre sanitaire basée sur le concours libre de tout un peuple.

Les troupes prussiennes avaient pénétré dans la Bohême par les étroits défilés de la Saxe et du Riesengebirge. Une série de sanglantes batailles les avaient conduits jusque sur les bords de l'Elbe devant la forteresse de Kœnigsgraetz. Ici, sur les collines et dans la vaste plaine qui avoisinent cette ville, eut lieu la grande et mémorable bataille qui restera dans les annales de l'histoire comme un des plus grands événements du dix-neuvième siècle. Plus de cinq cent mille combattants se trouvaient en présence au matin du 2 juillet.

Le choc fut terrible ; de huit heures du matin jusqu'à cinq heures du soir, le canon ne cessa de gronder ; et lorsque, vers le soir, le roi de Prusse, qui avait dirigé la bataille, se mit à la poursuite de la formidable armée autrichienne qu'il venait de vaincre, plus de quarante mille blessés jonchaient l'espace immense qui s'étend des villages de Sadowa à celui de Chlum, et de Nechanitz à la forteresse de Kœnigsgraetz. La scène sanglante de Solférino, quelque navrante et terrible qu'elle fut, ne saurait être comparée à l'immense carnage qui caractérisa la journée de Sadowa. Lorsque les compagnies sanitaires de l'armée prusienne explorèrent le champ de bataille, un spectacle indescriptible se présenta à leur regard. Des milliers d'Autrichiens, des escadrons entiers étaient couchés sur le sol, dans l'attitude qu'avaient les hommes au moment où, arrivés à la portée des projectiles prussiens, ils étaient tombés foudroyés; au milieu des morts gisaient d'innombrables blessés qui imploraient le secours de leurs vainqueurs. Mais parmi les Prussiens, la scène n'était pas moins navrante. Des milliers d'hommes étaient couchés pêle-mêle sur le sol, les uns renversés par les escadrons autrichiens qui chargeaient l'ennemi avec une véhémence extrême; les autres blessés par les balles coniques de l'infanterie autrichienne, ou mutilés par les boulets de l'artillerie, qui placée sur les hauteurs de Chlum et de Nechanitz, balayait les rangs prussiens.

On se figure aisément l'activité que, dans cette journée sanglante, les médecins autrichiens et prussiens durent déployer; les médecins prussiens surtout. En effet, il ne faut point oublier que dans sa retraite, l'armée autrichienne laissa presque tous ses blessés sur le champ de bataille, abandonnant à la générosité de l'ennemi la tâche de les relever et de les soigner. Certes, les chirurgiens de l'armée prussienne ne faillirent point à ce devoir, ainsi qu'on le verra plus loin; ils soignèrent avec une sollicitude égale Prussiens et Autrichiens ; mais il convient de ne pas perdre de vue que la Prusse, en agissant ainsi, n'obéissait pas seulement à un sentiment naturel de générosité et d'humanité, mais qu'elle remplissait les engagements auxquels elle avait souscrit en signant le traité de Genève.

Remplir consciencieusement de pareils engagements après cette journée de carnage c'était entreprendre une œuvre glorieuse, mais d'une extrême difficulté. Pendant trois jours et trois nuits les compagnies sanitaires explorèrent sans relâche le champ de bataille, relevant avec sollicitude les blessés; mais quelque zèle qu'on mit à porter secours à tous indistinctement, bien des blessés moururent avant qu'on eût pu les transporter dans une ambulance. Comment, du reste, organiser immédiatement des ambulances en nombre suffisant pour recevoir tant de milliers de blessés? On les avait relevés, on les avait placés dans les charrettes et les chariots requis en toute hâte ; mais où les transporter maintenant? Une partie de ces malheureux durent rester dans ces véhicules, et endurer pendant longtemps des tortures inouïes, malgré les soins empressés des médecins prussiens, qui eux-mêmes brisés de fatigue, ne se soutenaient que par un effort suprême et par le sentiment qu'ils avaient de la grandeur de leur tâche.

Lorsque j'arrivai sur le champ de bataille, un peu d'ordre commençait à se faire au sein de la confusion. Des médecins volontaires accouraient de toutes parts, et le comité central de la Société prussienne faisait déjà sentir sa bienfaisante influence. On ne rencontrait plus un homme qui n'eût déjà reçu des soins intelligents. Du reste, si un grand nombre de blessés étaient restés dans les voitures de transport ou sur le champ de bataille, deux jours entiers avant d'être pansés, il faut songer que le carnage avait eu lieu sur une immense étendue de terrain, et que beaucoup de blessés, ayant cherché un abri dans les maisons abandonnées par les paysans, s'y étaient affaissés. Pour les découvrir il fallut explorer des villages distants de plusieurs lieues les uns des autres.

Dès que ce premier devoir fut rempli, les chirurgiens organisèrent le service hospitalier avec une remarquable précision et une vue d'ensemble qui ne laissait rien à désirer. Ceux qui étaient légèrement blessés furent aussitôt dirigés sur les villes environnantes de Reichenberg, Horsitz, Gitshin en Bohême; les autres sur la Prusse et sur la Saxe. Ceux qui étaient grièvement blessés et qui ne pouvaient supporter le voyage furent installés dans les villages situés sur le champ de bataille; et cinq jours après le combat, il n'y avait pas de village, à quatre lieues à la ronde, qui ne fût encombré de blessés.

J'ai visité avec la plus vive sollicitude ces hôpitaux improvisés, et je ne saurais exprimer la profonde impression que je ressentais chaque fois qu'à l'entrée d'un de ces hameaux, je voyais flotter tristement sur la principale maison de l'endroit ce drapeau blanc qui indiquait au passant que là gisaient sur leur lit de douleur les innombrables victimes de ce fléau qu'on appelle la guerre, et qu'on dit indispensable à l'humanité.

Mais dans chacun de ces asiles on avait aussi l'occasion d'admirer le dévouement admirable des infirmiers et des chirurgiens prussiens. Ils étaient là entourant de soins affectueux les malades qui leur étaient confiés. Dans chaque asile il y avait au plus une vingtaine de patients; aussi les médecins les connaissaient tous par leur nom; ils les interrogeaient avec précaution, ils s'attachaient à eux et se faisaient aimer par ces malheureux. Je n'oublierai jamais la scène qui s'offrit à mes regards, dans le petit village de Milowitz. Dans une maison en bois, composée d'un rez-de-chaussée, se trouvaient réunis dans une vaste pièce une vingtaine de blessés. La salle était bien éclairée, l'air circulait librement. En entrant dans cette pièce je fus reçu par le médecin de service, avec cette courtoisie à laquelle m'avaient habitué tous les chirugiens militaires prussiens que j'avais rencontrés. Il me conduisit vers un lit où était couché un jeune soldat hongrois. Une blessure reçue en pleine poitrine avait un aspect rassurant, mais la jambe était gonflée. Il y avait évidemment un os fracturé vers la cheville, et la balle était restée dans la plaie. Toutefois il y avait quelque doute à ce sujet. Lorsque j'arrivai dans cet hôpital, le chef de service médical de l'armée prussienne, M. de Langenbeck, le célèbre chirugien, venait d'y entrer; aussitôt il s'était dirigé vers le jeune blessé, près duquel se trouvaient trois autres médecins. Rien de plus touchant que la sollicitude avec laquelle le chirugien en chef et les autres médecins examinaient le patient. M. de Langenbeck, tout en sondant la plaie, adressait au blessé des paroles empreintes de douceur; il l'encourageait à supporter patiemment une douleur qu'il ne pouvait lui épargner. Je suivais avec une admiration que je ne pouvais contenir les mains habiles du chirurgien, lorsque tout à coup, celui-ci se tournant vers nous, il nous dit : « La balle est ici. » S'adressant aussitôt au blessé, il ajouta : « Maintenant soyez en repos, mon enfant ; bientôt vous retournerez au foyer auprès de ceux que vous aimez. »

Nous citons ce fait, non pas simplement pour mettre en relief un trait de bonté et d'humanité, mais parce que nous croyons que dans un grand nombre de cas une parole encourageante rend moins cruelles les souffrances des blessés qui se voient en pays étranger, loin de tous ceux qui leur portent intérêt. Dans les hôpitaux où les malades sont soignés par des femmes, ils auront souvent occasion de parler de la patrie absente et de ceux qu'ils y ont laissés ; mais dans les hôpitaux militaires que nous avons visités dans les villages de la Bohême, il n'y avait point de ces femmes au chevet des blessés ; à voir la douceur et la bonté des infirmiers et des médecins, on eût dit qu'ils avaient à cœur d'assurer à leur malades ces soins et ces attentions qu'auraient eus pour eux des sœurs de Charité.

Un exemple de ce dévouement des chirurgiens dans l'armée prussienne est encore présent à mon esprit. Le comte Harrach possédait dans le village même de Sadowa une grande raffinerie. Pendant la bataille cet établissement fut un instant le centre des opérations ; il fut criblé de balles et de boulets. Après l'action on transforma cette fabrique en hôpital. Les lits furent placés au rez-de-chaussée dans le grand atelier; on les adossa contre le mur et contre les machines ; on en plaça également dans les galeries supérieures. On organisa tout cela avec une entente si parfaite des principes sanitaires, qu'en pénétrant dans l'établissement je me vis dans un hôpital spacieux, bien éclairé et muni d'une excellente ventilation. Dans cet hôpital se trouvaient une cinquantaine de blessés qu'un médecin et ses aides soignaient avec une sollicitude toute fraternelle. Il y avait entre autres patients un habitant de l'endroit. Au moment de mon arrivée dans l'établissement, cet homme venait de ramasser dans la cour une bombe qu'il croyait éteinte ; ce projectile éclata dans ses bras et le blessa affreusement. Il était couché sur son lit de douleur, sa mort était proche. Mais enfin il était entouré de sa femme et de ses enfants. Le chirurgien de l'établissement qui m'accompagnait me dit : « Certes, cet homme est à plaindre, mais plus malheureux encore est ce jeune Italien que vous voyez là-bas, et que nous perdrons certainement. Il va mourir loin de sa patrie et de ses amis ; aussi est-il de notre devoir de mitiger par les soins affectueux que nous lui rendons, ce qu'une pareille mort a de cruel et de triste. »

Au reste, tous ces hôpitaux dispersés dans les villages de la Bohême étaient rattachés les uns aux autres par des rapports quotidiens. Des inspecteurs sanitaires les visitaient fréquemment et M. de Langenbeck notamment, infatigable dans l'accomplissement de son devoir, visitait sans cesse ces établissements pour entretenir le zèle des chirurgiens et les aider de son expérience et de ses lumières.

CHAPITRE VI

ACTIVITÉ DE LA SOCIÉTÉ PRUSSIENNE.

Convois importants expédiés sur le théâtre de la guerre. — Établissements de dépôts en Bohême et sur les bords du Mein.— Caractère internationale de la Société prussienne de secours. — Buffets établis dans les gares des chemins de fer pour distribuer des rafraîchissements aux troupes. — La Société prussienne distribue des livres. — Désintéressement et dévouement des agents de la Société. — Le journal *Kriegerheil*.

On a vu dans les pages qui précèdent, qu'après les premiers jours de confusion, les blessés de la bataille de Sadowa, Autrichiens et Prussiens, étaient couchés dans de bons lits, et qu'ils recevaient tous les soins qu'exigeait leur état. Nous avons dit aussi que dès le début l'influence de la Société prussienne, s'était fait sentir dans les hôpitaux établis sur le théâtre même des événements.

En effet, c'est à cette société que revient en grande partie le mérite d'avoir prévu les besoins qui allaient se manifester, et d'avoir su prendre des mesures propres à fournir aux médecins de l'armée les moyens de suffire à toutes les exigences de la situation.

Au moment même où les premiers combats avaient lieu dans les défilés de la Saxe et de la Bohême, le comité dirigeait vers ces contrées un grand convoi, composé d'objets et d'appareils thérapeutiques, d'un poids total de 50,000 kilogrammes et 440 barriques de vin. Le convoi arrivait à Gitschin la veille même de la bataille de Sadowa, et le roi de Prusse, après en avoir conféré personnellement avec les membres du comité qui suivaient le convoi, ordonna que ces objets fussent répartis dans les hôpitaux de campagne qu'on avait établis dans les différents endroits où les Prussiens venaient de vaincre, depuis Nachod jusqu'à la ville de Gitschin. Une partie de l'envoi fut néanmoins réservée pour les blessés qu'on ramenait des divers champs de bataille. Ces convois de blessés formaient une longue file de voitures avançant péniblement. Quand les délégués de la Société se portèrent à la rencontre des blessés, un triste spectacle s'offrit à leurs regards : dans de lourds chariots gisaient sur la paille des hommes qui après avoir reçu un premier pansement, étaient restés trente à quarante-huit heures sans nourriture. Tout ce que la contrée offrait de ressources avait été épuisé, et l'on ne peut songer sans frémir au sort qui eût infailliblement frappé une partie de ces hommes, si les commissaires de la Société de secours ne s'étaient pas trouvés là au moment décisif pour offrir à ces malheureux des provisions et les rappeler à la vie.

Peu de jours après, un convoi plus considérable partait de Berlin. La bataille de Sadowa venait d'être livrée; l'armée prussienne se portait vivement sur Vienne. Une bataille non moins sanglante était à prévoir; en même temps qu'il fallait faire face aux exigences du moment. Un des convois expédiés par la Société, à la nouvelle de la grande bataille, avait une valeur approximative de 300,000 francs, et parmi les objets dont il se composait nous voyons figurer 4,000 kilogrammes de glace, destinés au service des hôpitaux. Pendant une quinzaine de jours le comité expédiait chaque jour un convoi en Bohême.

Pour introduire de l'ordre dans une si grande et difficile entreprise, on sentit qu'il était nécessaire d'établir sur le théâtre même des opérations de grands dépôts, d'où l'on pourrait aider les hôpitaux de campagne selon leurs besoins, et porter promptement secours aux blessés partout où un engagement sérieux appellerait la sollicitude des délégués de la Société.

Ces dépôts furent promptement organisés à Turnau, à Gitschin et surtout à Kœniginhof, à Trautenau, à Brunn, à Pardubitz, à Wurzbourg, à Wertheim. Malgré les précautions et les mesures intelligentes qu'avait prises le comité central, les convois destinés à l'armée de Bohême éprouvèrent souvent de fâcheux retards à cause de l'encombrement qui existait sur les voies ferrées. Je ne pouvais me défendre d'un sentiment de tristesse à la vue de ces nombreux wagons qui stationnaient des jours entiers dans les gares du chemin de fer de Dresde à Prague. Ces retards étaient d'autant plus regrettables, que des envois considérables de provisions se détérioraient dans les stations; tandis que des besoins pressants se faisaient sentir dans les hôpitaux de Brunn et des environs, où le choléra sévissait avec violence.

Il eût été facile de faire parvenir à Prague les envois de la Société en organisant un service de transport sur l'Elbe; malheureusement le commandant saxon de la forteresse de Kœnigstein, forteresse qui domine ce fleuve, avait déclaré qu'il ferait couler tout transport qui passerait sous les canons de la place. Ce fut là une décision déplorable à tous égards, car il ne faut point oublier que la Société prussienne de secours aux blessés était basée sur un principe international, et qu'en lui interdisant la libre navigation de l'Elbe, on privait de secours précieux non pas seulement des blessés et des malades prussiens, mais encore et surtout les Autrichiens et les Saxons eux-mêmes, qui se trouvaient en nombre considérable dans tous les hôpitaux de la Bohême.

En même temps que la Société prussienne déployait une incessante activité pour secourir les blessés et les malades des armées qui se trouvaient en Autriche, elle montrait une prévoyance et une sollicitude non moins grandes à l'égard des troupes qui opéraient en Bavière et sur les bords du Mein. Instruit toujours en temps utile des mouvements de l'armée, le comité central de la Société dirigeait ses envois, ses approvisionnements et ses infirmiers sur les points où des engagements devaient probablement avoir lieu. C'est ainsi que soixante convois furent expédiés dans ces régions, et que, pendant les sanglantes journées de Kissingen et de Wertheim, les médecins de l'armée eurent à leur disposition d'abondantes ressources, grâce à l'active et intelligente intervention de la Société de secours.

Ce qui m'a surtout frappé dans la manière d'agir de cette association, c'est que, malgré l'élan exclusivement prussien et patriotique qui entraînait à cette époque tous les esprits et qui conduisait les Prussiens à des succès éclatants, elle ne renia pas un instant sa mission internationale. Elle distribuait ses trésors indistinctement aux enfants de la Prusse et à leurs adversaires. Nous pourrions nous borner à rappeler que, dans les hôpitaux de campagne et les hôpitaux réguliers auxquels la Société prodiguait ses secours, il y avait toujours deux et même trois fois plus d'Autrichiens que de Prussiens ; mais des faits plus marquants montrent combien la Société avait le sentiment de ses devoirs internationaux : elle envoya itérativement des fonds considérables à des sociétés de secours autrichiennes, notamment à celle de Prague.

Un grand nombre de volontaires, appartenant aux premières familles du pays, accompagnaient, sans aucune rétribution, les convois expédiés par la Société. Ces volontaires veillaient sur les articles composant le convoi, et se chargeaient de la distribution des différents objets, conformément aux instructions du comité central.

Lorsque les envois ne pouvaient se continuer par chemin de fer, les agents de la Société requéraient des chevaux et des chariots, et, à force de persévérance, on arrivait en temps opportun au lieu de destination. C'est ainsi que, sur l'ordre de la reine de Prusse, soixante chevaux et trente voitures furent mis à la disposition des agents de la Société pour effectuer le transport de Dresde en Bohême des objets expédiés par le comité de Berlin.

En général, l'action bienfaisante de la reine se faisait souvent sentir quand il s'agissait de faciliter à la Société de remplir sa mission d'une manière effective. Tantôt cette souveraine et la princesse royale venaient, dans les bureaux de la Société, encourager par leur présence les dames occupées à préparer le linge et les divers objets qu'on devait expédier à l'armée; tantôt elles se rendaient dans les grandes villes du pays pour stimuler le zèle des sociétés locales.

Aussi, les envois des sociétés provinciales étaient parfois considérables. Les États alliés à la Prusse mettaient également à la disposition du comité central le produit de la bienfaisance publique. La ville libre de Brême, par exemple, expédiait à Berlin, en une seule fois, 40,000 francs en espèces,

400 barriques et 1,300 bouteilles de vin rouge, 380 bouteilles de Porto, 400 kilogrammes de tabac à fumer, 47,000 cigares, 1,000 kilogrammes de sucre, 500 kilogrammes de riz; les jours suivants, des envois aussi considérables arrivaient de cette même ville et du grand-duché d'Oldenbourg, tandis que la ville de Hambourg envoyait d'immenses quantités de glace.

Le comité central distribuait, avec intelligence et sans parcimonie, les ressources dont il disposait. Après la bataille de Sadowa, et peu de temps après le traité de Nickolsbourg, elle faisait à Prague un envoi qui, par ses proportions, nous rappelait les envois que la Commission sanitaire des États-Unis expédiait parfois à l'armée fédérale. Ce convoi se composait de 22 wagons, et je vois figurer parmi les objets dont il se composait, 50,000 livres de viande, 34,000 bouteilles de vin rouge, 1,500 bouteilles de cognac, 20,000 paires de pantoufles, 5,000 ceintures en flanelle, 62,000 cigares et une foule d'autres objets aussi utiles que variés.

Indépendamment des dépôts où elle emmagasinait ses envois, la Société de secours avait organisé dans les principales stations de chemin de fer, notamment dans les gares d'embranchement ou de jonction, de grands buffets où ses agents étaient occupés à distribuer des secours soit aux blessés qui passaient, soit aux hôpitaux de campagne établis à proximité de ces gares.

Pardubitz, par exemple, est une station du chemin de fer se dirigeant de Dresde sur Vienne, et forme un point de jonction pour plusieurs chemins d'embranchement.

Huit à dix mille hommes y tenaient garnison, et vers la fin de juillet, les hôpitaux militaires de cette place étaient encombrés de cholériques. Or, sur ce point important, la Société avait établi un dépôt principal, qui a pu fournir aux hôpitaux tous les objets nécessaires pour soigner leurs blessés et leurs malades, et tous les aliments convenables aux convalescents. De plus, elle avait établi dans la gare même du chemin de fer un de ces buffets dont nous parlons, afin de pouvoir mieux distribuer ses secours aux troupes qui passaient par l'endroit ou qui y stationnaient quelques jours. Elle donnait par jour à chaque soldat souffrant ou convalescent un potage gras, de la viande, un grand verre de vin, un petit verre de cognac avec du sucre et de l'eau très-fraîche, du pain, des cigares, et le matin une tasse de café avec sucre et pain sucré.

Du mois de mai au mois de juillet, le nombre des soldats traversant Pardubitz et secourus par la Société s'éleva en moyenne à trois cents par jour.

Une autre succursale de ce genre, établie à Bodenbach, station importante du chemin de fer de Dresde à Vienne, distribua de la même manière, et dans le même laps de temps, des rafraîchissements à 5,500 convalescents et à 5,000 hommes valides, mais fatigués par le long trajet. Cette succursale, confiée à la direction de M. Auerbach, professeur distingué de Berlin, qui s'était volontairement mis à la disposition de la Société, cette succursale, dis-je, mettait chaque jour 500 portions à la disposition des troupes qui passaient, et chaque portion se composait, pour le soldat valide, d'une demi-livre de viande, d'un pain blanc, d'un grand verre de vin rouge, d'un petit verre de cognac, d'un verre d'eau sucrée. On y ajoutait deux cigares par homme; et si le soldat était souffrant ou convalescent, on lui offrait un autre potage gras ou du bouillon. Il est à regretter que dans cette occurrence ces succursales n'aient pas eu à leur disposition l'excellent bœuf comprimé de Borden, qui donne le meilleur bouillon qu'on puisse offrir au convalescent.

Mais la prévoyance de la Société ne se bornait pas à établir de ces grands buffets ; dans la plupart des endroits qui formaient des points de jonction pour les embranchements de chemins de fer, le comité central avait fait établir des hôpitaux destinés à recevoir les soldats malades qui, arrivés à la station, ne pouvaient continuer leur route. Ces établissements, munis de tout ce qui était nécessaire au traitement des malades, et de tout ce qui pouvait leur offrir du confort, rendirent de grands services à l'armée, notamment à l'époque où le choléra vint ajouter ses horreurs à celles de la guerre.

En même temps que la Société secourait ainsi les blessés et les malades sur le théâtre même de la guerre, elle répandait ses bienfaits également parmi les malades et les blessés dont étaient encombrés les grands hôpitaux de Berlin, de Breslau, de Dresde et de la plupart des grandes villes de Prusse, ainsi que j'ai pu m'en assurer. Aussi, les directeurs de ces hôpitaux, les malades que j'ai eu occasion de questionner sur ce sujet, reconnaissaient-ils volontiers et unanimement les services dont ils étaient redevables à la Société de secours.

Toujours ingénieuse à trouver l'occasion de remplir dignement sa mission, en donnant au malade tout le confort possible, elle fit un appel spécial aux libraires et aux éditeurs, pour les engager à fournir, comme offrande à la Société, des livres qui pourraient aider les malades et les blessés à supporter plus patiemment leurs souffrances, en leur offrant une lecture attrayante ou fortifiante. On répondit à l'appel du comité central par l'envoi d'un grand nombre de livres, qui furent classés avec intelligence. Un comité nommé par la Société, et composé de libraires et d'hommes de lettres, en forma des collections très-variées, que l'on distribua aussi bien dans les hôpitaux de campagne que dans les hôpitaux de Berlin et des autres villes. Ce qui me frappe surtout en parcourant la liste variée de ces ouvrages, c'est l'heureuse idée qu'on eut d'introduire dans ces bibliothèques improvisées un très-grand nombre de livres italiens, hongrois et slaves; les blessés et les malades de l'armée autrichienne, soignés par la Prusse, étant beaucoup plus nombreux que les malades prussiens, et se composant en partie d'Italiens, de Hongrois et de Polonais, on avait voulu que ceux-ci pussent également profiter des bienfaits de la mesure adoptée.

Cette mesure avait été prise surtout en vue des convalescents. En général, la Société se montra constamment aussi préoccupée à venir en aide à ceux-ci, qu'elle était attentive à prodiguer ses soins aux malades. C'est ainsi qu'elle employait une somme de 150,000 francs environ pour envoyer aux eaux des soldats, des officiers et des médecins militaires convalescents; et le jour de l'entrée de l'armée prussienne à Berlin, elle faisait remettre à chaque convalescent dans les hôpitaux de cette ville, 8 francs en espèces et deux bouteilles de vin rouge, quelle que fût du reste la nationalité de ces convalescents.

Somme toute, à la fin de la guerre, la Société prussienne de secours aux blessés avait dépensé en espèces une somme de deux millions de francs environ, pour compléter ses approvisionnements et secourir les blessés; d'autre part, elle avait reçu en nature et distribué des objets d'une valeur estimée à six millions de francs. Certes ce sont là des sommes considérables; mais ce qui en a pour ainsi dire doublé la valeur, c'est la manière intelligente dont tous ces trésors ont été distribués. Au surplus, il convient d'ajouter que si la Société a pu obtenir de si grands résultats, elle en a été redevable surtout au zèle et au dévouement de ses agents, qui ont rempli partout leur noble et difficile mission avec une énergie et une persévérance admirables, volontairement et sans rétribution. Il est juste aussi de faire observer que le gouvernement prussien secondait puissamment les efforts de la Société, en l'autorisant à se servir gratuitement des chemins de fer, de la poste et du télégraphe.

Pour se mettre en rapport avec le public, la Société prussienne de secours aux blessés avait fondé un organe spécial, le *Kriegerheil* (le Salut du soldat), organe dans lequel elle rendait compte au public de toutes ses opérations, et faisait de fréquents appels au patriotisme et à l'humanité du peuple prussien. Cet organe a continué à paraître ; il a rendu de bons services dans la guerre, et nul doute que maintenant, pendant la paix, il ne continue à être utile en engageant les populations à préparer, pendant les jours de calme, ce qui, au jour de la tourmente, sera le salut de l'humanité souffrante.

CHAPITRE VII

LES CHEVALIERS DES ORDRES DE SAINT-JEAN ET DE MALTE

Services rendus par ces ordres pendant la guerre. — Les hôpitaux de Berlin. — Activité de la reine et de la princesse royale de Prusse en faveur des sociétés de secours.

Si, dans les pages qui précèdent, nous avons mis en relief les services rendus par la Société prussienne de secours aux blessés, ce n'est pas parce qu'elle était la seule et unique société organisée en Prusse par le concours spontané du peuple; nous nous sommes étendu sur les résultats obtenus par cette société, parce qu'elle était celle qui s'était établie sur un principe international, et celle aussi dont les ressources étaient les plus considérables.

Mais il y avait à côté d'elle d'autres sociétés de secours, telles que la Société de *Kœnig Wilhelm* et la Société de secours à l'armée, qui avaient également pour but de secourir les blessés. Des tentatives furent faites pour opérer une fusion entre ces sociétés et la Société prussienne, mais elles échouèrent; toutefois la Société *Kœnig Wilhelm* chargea le comité central de Berlin de répartir les secours en nature qu'elle expédiait à l'armée.

Une institution qui rendit de grands services hospitaliers pendant toute la durée de la guerre, ce fut l'ordre des chevaliers de Saint-Jean. Cet ordre, restauré en Prusse en 1812, n'avait été jusque dans ces derniers temps qu'un ordre honorifique. Encore de nos jours, pour en faire partie, il faut être issu de parents nobles; mais déjà à l'époque de la campagne du Schleswig-Holstein les membres de cet ordre, se rappelant la mission élevée que s'étaient donnée les anciens chevaliers de Saint-Jean, dont ils se considéraient comme les continuateurs, avaient voulu se rendre utiles en se consacrant au soin des blessés et des malades militaires. Pendant la campagne contre le Danemark, l'ordre de Saint-Jean avait organisé un service sanitaire et avait envoyé plusieurs de ses membres dans les hôpitaux et sur le champ de bataille.

Aussi, lorsque la guerre éclata entre la Prusse et l'Autriche, le gouvernement prussien conféra au grand maître de l'ordre de Saint-Jean, le comte de Stollberg-Wernigerode, le titre et les attributions de commissaire général et inspecteur militaire du service hospitalier volontaire. Ce fut encore le comte de Wernigerode qui fut également nommé commissaire du gouvernement auprès du comité central de la Société de secours aux blessés.

Cette société, grâce au dévouement et au cordial concours du comte de Stollberg, contracta une alliance étroite avec l'ordre de Saint-Jean. Un membre de cet ordre reçut la mission spéciale d'entretenir les rapports de confraternité entre la société et l'ordre. Cette union permit à la Société de secours d'étendre prodigieusement ses opérations; car partout, sur le champ si vaste des événements, les chevaliers de l'ordre de Saint-Jean étaient présents comme délégués de leur grand maître. Or par une combinaison spéciale, ces chevaliers de Saint-Jean étaient presque toujours en même temps les délégués de la Société de secours. Ce sont ces chevaliers qui furent le plus souvent placés à la tête des nombreux dépôts que la Société avait établis en Autriche; ce sont eux qui, en leur qualité d'hospitaliers volontaires, faisaient surtout connaître à la Société de secours les besoins des différents hôpitaux dans lesquels ils servaient.

L'ordre de Saint-Jean est une institution protestante évangélique. Pendant toute la durée de la guerre, il n'a cessé de rendre d'éminents services; il s'est approprié généreusement les principes de la convention internationale de Genève; il a prodigué ses soins sans distinction aux amis et aux ennemis. Puisqu'il en a été ainsi, puisque cet ordre est devenu, par la force même des choses, la plus importante institution hospitalière de la Prusse, ne serait-il pas à désirer, pour mieux atteindre le but qu'on a en vue, qu'il ne restât pas un ordre purement nobiliaire, mais qu'il élargît au contraire ses cadres en permettant que tout homme qui se serait distingué par sa valeur personnelle ou par les services qu'il aurait rendus à l'humanité souffrante, pût obtenir l'honneur d'être chevalier de l'ordre, et de prêter à celui-ci le concours de son dévouement et de son expérience.

Avec les chevaliers de l'ordre de Saint-Jean, rivalisaient de zèle les chevaliers de l'ordre catholique de Malte. S'associant aux pénibles efforts des compagnies sanitaires, qui au plus fort de la mêlée arrachent à la mort de nombreuses victimes, les membres de ces deux ordres ont courageusement fait leur devoir sur les champs de bataille, dans les hôpitaux de campagne, où ils rendaient d'importants services, et aussi, en leur qualité de commissaires chargés de conduire les convois expédiés par la Société de secours et de distribuer les objets expédiés.

On a vu que la Société de secours prussienne n'avait pas réussi à centraliser entre ses mains les ressources des autres sociétés analogues qui fonctionnaient à Berlin. Toutefois il convient d'ajouter qu'il n'existait entre ces sociétés aucun antagonisme, et que toutes portaient dans l'accomplissement de leur tâche le même zèle et la même ardeur.

Au surplus, les offrandes spontanées, les efforts de la bienfaisance publique ne se sont pas limités dans les sociétés de secours. Ils se sont reproduits ailleurs et partout où les circonstances locales exigeaient une certaine indépendance dans les secours à donner. C'est ainsi que dans la seule ville de Berlin, à côté des dix grandes ambulances militaires et des sept hôpitaux permanents, vingt-trois hôpitaux privés avaient été improvisés dans l'espace de quelques semaines; une foule de familles dans toutes les provinces avaient réclamé et adopté soit des malades, soit des convalescents, et de plus, à la campagne un grand nombre de propriétaires fonciers avaient transformé leurs châteaux en hôpitaux, et avaient pris chez eux des convalescents pour les entourer de soins affectueux.

Au surplus, le même dévouement et la même sollicitude que nous avions observés chez les médecins prussiens dans les ambulances de campagne, nous les retrouvâmes, à Berlin, chez les médecins civils et militaires qui s'étaient unis pour soigner les milliers de blessés distribués dans tous les quartiers de la capitale.

En général, les hôpitaux de Berlin étaient tenus proprement; mais presque toujours le système de ventilation laissait à désirer : ce grave inconvénient se faisait remarquer surtout dans le grand hôpital de la Charité; immense édifice où se trouvaient réunis une foule de blessés et de malades. L'air n'y circulait pas suffisamment, et pour l'y faire pénétrer, on était forcé d'ouvrir les croisées sur les malades et d'établir ainsi des courants d'air toujours dangereux en semblables circonstances.

Un hôpital bien aéré et bien éclairé, c'était l'hôpital provisoire établi dans la maison catholique des sœurs de Sainte-Hedwig. Ici nous retrouvâmes enfin ce dont l'absence nous avait si douloureusement impressionné dans la plupart des établissements hospitaliers de la Prusse, c'est-à-dire des femmes pour soigner les malades. Ici, dans la maison des sœurs de Sainte-Hedwig, on voyait les sœurs empressées autour des malades; le chirurgien était tranquille, il savait que le pansement qu'il avait prescrit serait fait avec zèle et avec douceur. Au reste, nous avons assisté nous-même à des pansements entrepris par ces saintes femmes, et nous avouons en toute sincérité que dans notre pensée il eût été difficile, même à un expert chirurgien, de les faire plus habilement et plus intelligemment. Dans cette maison on avait aussi réservé des chambres bien propres, bien aérées, bien meublées, où les officiers blessés recevaient tous les soins que nécessitait leur état. Au moment où nous visitions cet établissement, toutes ces chambres étaient occupées par des officiers autrichiens blessés à la bataille de Sadowa.

Nous venons de dire que, dans la plupart des hôpitaux prussiens, l'absence d'infirmières se faisaient douloureusement sentir. Il ne faut pas croire néanmoins qu'elles y manquaient entièrement. Loin de là : des diaconesses évangéliques, un grand nombre de sœurs de Charité et de religieuses catholiques, ont été spontanément dirigées partout où leur sainte mission devenait nécessaire, et à côté de leurs services éminents, il y a eu le concours des femmes de tous les rangs de la société, qui ont pris part volontairement à cette tâche admirable et austère qui consiste à concourir avec le médecin à ramener à la vie ceux dont la mort semblait inévitable, et à rendre moins douloureuses les dernières heures de ceux que la mort a touchés.

Au surplus, il y avait en Prusse une femme qui, par sa bonté, son intelligence et sa position, savait ranimer le cœur des défaillants et inspirer aux autres femmes de son pays la noble ardeur qui l'animait elle-même. C'était la reine de Prusse. Elle ne se bornait pas à patronner les sociétés de secours qui s'établissaient dans toutes les provinces du royaume, à Breslau, à Magdebourg ; souvent accompagnée de la princesse royale, elle visitait les blessés et les malades, et nous n'oublierons jamais l'émotion que nous éprouvâmes lorsque, à Berlin, nous ayant permis de l'accompagner aux différents hôpitaux, nous la vîmes adresser aux blessés, aux Autrichiens comme aux Prussiens, des paroles consolantes et fortifiantes. Ces malades la regardaient avec admiration, et tous la bénissaient d'une voix unanime.

Somme toute, on doit reconnaître que pendant la courte durée de cette prodigieuse campagne du Mein et de la Bohême, la Prusse a fait des efforts énergiques et efficaces pour soigner et réconforter les malades et les blessés militaires, et qu'elle ne s'est jamais départie des obligations internationales que lui avaient imposées la convention de Genève. Elle a soigné toujours et partout, en Bavière, en Saxe, en Autriche, avec la même sollicitude, ses propres enfants et ses ennemis.

Il me serait difficile d'oublier la scène émouvante à laquelle j'assistai à Radeberg. C'est une petite ville de la Saxe où se trouvent des eaux minérales. Un convoi de convalescents autrichiens venaient d'y arriver. Ces soldats devaient y prendre les eaux. Ils étaient accompagnés de quelques-uns des médecins prussiens qui les avaient soignés dans les hôpitaux. Au moment de prendre congé de ces médecins, tous ces hommes se pressèrent autour de ceux auxquels ils devaient la vie; ils leur prirent les mains qu'ils baisèrent; puis enfin, par un mouvement spontané, ils formèrent un cercle autour d'eux et à trois reprises ils les saluèrent par de vives acclamations.

CHAPITRE VIII

LES SOCIÉTÉS DE SECOURS EN SAXE ET DANS L'ALLEMAGNE DU SUD

La Société de secours saxonne. — Le général de Reitzenstein. — La Société sanitaire du Wurtemberg. — Vues élevées de la reine de Wurtemberg sur la mission des institutions sanitaires. — Le *Badischer Frauenverein*. — Zèle et dévouement de la grande-duchesse et de la princesse Wilhem. — Le mouvement sanitaire en Bavière.

Dans les autres parties de l'Allemagne engagées dans la lutte, les efforts pour secourir les blessés militaires ne furent pas moins vigoureux que dans la Prusse ; seulement, le champ d'action étant moins restreint, et l'intervention prussienne ayant eu lieu dès le début, ces efforts ne purent se manifester d'une manière aussi sailllante et caractéristique.

En Saxe, dès les premiers avis des rencontres qui avaient eu lieu en Bohême, plusieurs sociétés de secours s'étaient spontanément organisées à Dresde, à Leipzig, à Chemnitz et à Zittau. Les femmes surtout s'étaient distinguées par leur empressement à préparer de la charpie et à mettre à la disposition des différents comités qu'elles avaient institués, du linge, des rafraîchissements et des provisions.

Lorsque les convois de blessés arrivèrent à Dresde, elles se présentèrent en si grand nombre dans les hôpitaux, que les médecins militaires durent intervenir et leur en refuser l'accès; elles portaient leurs offrandes pêle-mêle, mues par un noble sentiment de compassion, mais sans ordre, sans discernement. Et puis, elles exigeaient parfois que les rafraîchissements qu'elles venaient en personne offrir aux blessés, fussent donnés de préférence soit aux Saxons, soit aux Autrichiens. Peu à peu l'ordre s'établit ; le service de secours volontaires se centralisa, et grâce aux efforts intelligents du président de la Société saxonne, l'excellent, l'infatigable général de Reitzenstein, on put distribuer au mieux de tous les blessés les secours en argent et en nature qui arrivaient abondamment de tous les districts de la Saxe.

L'hôpital régulier de Dresde étant devenu insuffisant, on transforma en hôpitaux l'École militaire et plusieurs autres établissements, notamment une grande école populaire. Ainsi transformé, cet établissement m'a semblé satisfaire à toutes les exigences.

C'était un hôpital bien aéré, bien ventilé. Au surplus les médecins civils de Dresde rivalisaient de zèle avec les militaires prussiens, et je doute que jamais blessés militaires aient reçu des soins plus intelligents et plus affectueux que les malades des hôpitaux de Dresde. On pourrait en dire autant des malades de l'hôpital de Zittau, où les médecins les plus autorisés du district venaient tour à tour prêter leur concours aux médecins militaires.

Si maintenant nous dirigeons nos regards vers l'Allemagne du Sud, nous y voyons également d'énergiques tentatives d'organiser et de centraliser le service sanitaire sur les principes de la conférence de Genève, et même aussi une certaine tendance à mettre à profit l'exemple donné par la Commission sanitaire des États-Unis. Cette tendance se manifesta surtout dans le Wurtemberg, où plusieurs sociétés de secours locales s'organisèrent dans les différentes villes du royaume, dès que le conflit parut inévitable. Le service de toutes ces sociétés fut centralisé à Stuttgart sous la direction du *Sanitæts-Verein*, société internationale qui fut placée sous le patronage direct de la reine. Il y eut, du reste, un grand élan dans toutes les classes de la population, grâce à l'énergique impulsion que donnèrent à ce mouvement et le roi et la reine. Il ne pouvait en être guère autrement, puisque le Wurtemberg avait été une des premières puissances à signer la convention de Genève.

La reine déploya en cette circonstance une activité continue. Ce fut elle pour ainsi dire qui initia le pays à cette œuvre humanitaire. Par ses soins, des cours furent inaugurés, dans lesquels, à Stuttgart et dans les principales villes du pays, on instruisait toutes les classes de la société sur le but et l'utilité des sociétés de secours. Et lorsque le conflit eut éclaté et que des hôpitaux furent établis pour recevoir les blessés, la reine ne faillit point au devoir qu'elle s'était volontairement imposé; elle allait fréquemment ranimer par sa présence le courage des patients et le zèle de ceux qui s'étaient spontanément offerts à les soigner.

Rarement nous avons entendu énoncer, sur le rôle que les institutions sanitaires sont destinées à remplir en temps de paix et de guerre, des vues plus justes et plus élevées que celles que la reine voulut bien nous communiquer, lorsque nous eûmes l'honneur de l'entretenir de ce qu'avait accompli la commission sanitaire des États-Unis. Jamais, nous disait-elle un jour, elle n'avait éprouvé un sentiment de satisfaction plus intime que depuis l'époque où, ayant reconnu combien la femme pouvait rendre de services à l'humanité en prenant part au mouvement sanitaire, elle s'était donné la mission de propager activement la réforme sanitaire dans son royaume.

Grâce à l'intervention de tous ceux qui, par leur position ou leur savoir, pouvaient agir sur la population, les ressources de la Société sanitaire augmentèrent rapidement et pendant la courte campagne dans laquelle furent engagées les troupes wurtembergeoises, cette société put rendre d'importants services en envoyant des secours de toute espèce, des infirmiers et des infirmières dans les hôpitaux de campagne établis à Tauberbischofsheim et dans les villages avoisinants à la suite des sanglants combats qui avaient eu lieu sur les bords du Mein. Elle envoya même des secours aux blessés de Bohême et aux hôpitaux de Vienne, de Berlin et de Munich.

Dans le grand-duché, nous remarquons une activité non moins intelligente, et une organisation excellente de la Société internationale de secours pour les militaires blessés. Mais ce qu'il y a de véritablement curieux, ce qu'il importe surtout de faire observer, c'est que dans le grand-duché, ce furent, comme aux États-Unis d'Amérique, les femmes qui eurent la généreuse pensée de fonder la première société de secours aux blessés.

Dès 1859, il s'organisait à Carlsruhe par l'initiative de la grande-duchesse Louise, le *Badischer Frauenverein*, l'*Association des dames du pays de Bade*, dans le but de secourir les blessés pendant une guerre qui, à cette époque, semblait imminente. Toutefois le fléau ayant pu être écarté, l'association qui s'était déjà propagée dans tout le pays, continua son activité en s'adaptant aux exigences moins impérieuses de la paix, sans néanmoins abandonner sa destination provisoire. Le comité central siégeant à Carlsruhe sous la présidence de la grande-duchesse, et ayant sous sa direction soixante-quatorze comités collatéraux dans le pays, institua, en 1861, une œuvre qu'on ne saurait assez recommander à l'attention des autres sociétés sanitaires; elle fonda des écoles de garde-malades, en vue des soins à donner aux malades et aux blessés militaires.

Ces infirmières sont instruites dans les hôpitaux de Carlsruhe, de Pforzheim et de Mannheim. Nous voyons dans un travail intéressant que S. A. R. la grande-duchesse nous a communiqué, que ces femmes dévouées, après un apprentissage de trois mois sous l'œil vigilant des médecins qui leur donnent journellement un enseignement théorique et pratique, subissent un examen et que le comité central leur donne un certificat selon leurs capacités. Lorsqu'elles ont terminé leur instruction, celles qui retournent chez elles, en ville ou à la campagne, restent néanmoins sous la direction du comité sanitaire local. Une partie des garde-malades restent dans les hôpitaux, où elles se perfectionnent. Quelques-unes enfin habitent à Carlsruhe un établissement fondé par la Société, et soignent, en temps de paix, gratuitement, les malades à domicile.

Telle était la situation de cette société de secours, lorsqu'eut lieu la convention internationale de Genève à laquelle le grand-duché de Bade adhéra un des premiers. Le but que l'on se proposait d'atteindre avait déjà été entrevu par la Société des dames badoises; elle avait même déjà organisé une des branches dè service le plus vivement recommandées au congrès de Genève. Aussi ne vit-on pas dans le grand-duché la nécessité de créer une nouvelle association spécialement chargée de représenter la convention internationale.

Mais lorsqu'au mois de juin 1866, l'espoir de conserver la paix eut disparu, la grande-duchesse Louise proposa au ministère de la guerre de confier à l'association qu'elle présidait les fonctions de la Société internationale : cette demande ayant été accordée sans hésitation par le gouvernement grand-ducal, le *Badischer Frauenverein* devint dès lors membre de la Société internationale des secours aux blessés, et l'on doit reconnaître que, durant la guerre, elle s'est constamment montrée à la hauteur de sa mission et qu'elle a dignement rempli les nobles fonctions qui lui avaient été confiées.

Lorsque les troupes badoises commencèrent à éprouver les fatigues d'une marche forcée, et avant même qu'elles fussent engagées dans les combats du Mein et de la

Tauber, l'association internationale, sous la présidence de la grande-duchesse, intelligemment secondée par la princesse Wilhelm, déploya une activité soutenue. Pour stimuler le zèle de tous, on vit la grande-duchesse, accompagnée de la princesse, travailler au milieu des autres dames du comité; toutes deux surveillant avec un soin extrême et une sollicitude touchante les opérations de la société.

Aussi, dès le début de la campagne, les secours arrivaient-ils à l'armée abondamment: c'étaient d'abord des cigares, des provisions de bouche et des rafraîchissements de toutes sortes. Mais après les engagements des 23 et 28 juillet, auxquels la division badoise avait pris part, le comité central de Carlsruhe expédia à Wertheim et à Tauberbischofsheim une partie de ses garde-malades, qui rendirent d'éminents services dans les ambulances, où se trouvaient côte à côte des blessés prussiens, bavarois, wurtembergeois et badois. « Elles remplirent, dit le travail que nous avons cité, elles remplirent leurs devoirs difficiles à la pleine satisfaction des médecins et des blessés, et parvinrent à vaincre la méfiance qu'elles rencontraient à leur arrivée. Quelques-unes d'entre elles appartenaient aux classes les plus élevés de la société. Au reste, les services qu'elles rendirent, leur excellente influence, pleine de douceur, l'ordre qu'elles surent organiser dans les petits hôpitaux confiés à leurs soins, et la consolation qu'elles répandirent dans le cœur des souffrants, témoignent de quelle haute importance il est de voir des femmes, que l'éducation place au-dessus du niveau ordinaire, se consacrer aux soins des hôpitaux. Les aides-chirurgiens, qui avaient à faire la grosse besogne du soin des blessés.

trop difficile pour une main de femme, gagnèrent au contact de ces dernières et remplirent leurs difficiles devoirs avec plus de zèle et plus d'égards. »

Au surplus, les ressources dont disposait l'association, grâce à l'émulation que le comité central avait su entretenir dans le pays, étaient tellement considérables, qu'à la fin de la campagne elle avait encore en sa possession de vastes approvisionnements, quoiqu'elle eût expédié des secours considérables en Bohême, à Vienne et en Bavière pour y être distribués dans les hôpitaux militaires.

En Bavière, le mouvement sanitaire fut également très-accentué, et, là encore, ce furent surtout des associations de femmes qui organisèrent le service des secours aux blessés; et, par l'active intervention de ces associations, les médecins de l'armée bavaroise, après l'affaire de Kissingen, eurent à leur disposition une grande quantité de charpie, de linge, de bandages et d'instruments, en même temps que des rafraîchissements et des provisions de toute nature étaient expédiés aux hôpitaux.

Après avoir exposé les efforts qui furent tentés en Prusse et dans l'Allemagne du Sud pour soigner et secourir les blessés, nous croyons être dans le vrai en disant qu'on y a fait à peu près tout ce qu'il était possible de faire dans une campagne qui dura à peine trois mois, et nous ajouterons qu'au point de vue international, toutes les obligations contractées par les signataires de la convention genévoise ont été scrupuleusement remplies, notamment en Prusse et dans le grand-duché de Bade.

CHAPITRE IX

LES SOCIÉTÉS DE SECOURS AUTRICHIENNES

Le *Patriotischer Damenverein* — La princesse de Schwarzenberg met son palais à la disposition de l'Association des dames. — Dévouement de madame de Lowenthal. — La *Société patriotique* rend de grands services à l'armée. — Le *Holzhospital*. — Conduite héroïque de deux femmes.

Maintenant qu'a-t-on fait en Autriche? Ici nous nous trouvons en quelque sorte sur un tout autre terrain ; car il n'y est plus question de devoirs internationaux, de neutralisation des hôpitaux, matériel et personnel. On se rappelle en effet que, pour des raisons toutes spéciales, le gouvernement autrichien s'était refusé à signer le traité de Genève. Mais qu'eût-elle fait si le sort des armes lui eût été favorable; si, au lieu de laisser entre les mains de la Prusse d'innombrables malades et blessés, elle eût eu à soigner, en même temps que ses propres blessés, un nombre aussi considérable de Prussiens? Eût-elle été en mesure de remplir d'une manière complète et irréprochable une tâche aussi lourde? Or, il ne faut pas l'oublier, ce qui a permis à la Prusse de remplir partout et jusqu'au bout, envers d'innombrables malades et blessés, la tâche difficile que lui avait imposée sa victoire même, ce ne fut point seulement la bonne organisation de son service médical militaire, ce fut surtout le concours spontané et continu des associations sanitaires ; et nous ajouterons que ce qui a fait la force et la grandeur de celles-ci, c'est qu'elles avaient un caractère international qui les rendait sympathiques aux amis comme aux ennemis.

Après ces réflexions préliminaires, dont on ne peut se défendre quand on a été sur le théâtre des événements, alors que les deux armées étaient encore sous les armes, nous dirons qu'à la suite du désastre on fit à Vienne et dans une grande partie de l'empire des efforts énergiques et persévérants pour soigner les malades et suppléer, par une libre impulsion des individus, à ce que le service sanitaire de l'armée avait offert d'incomplet et de défectueux.

Après la bataille de Sadowa, la plupart des blessés qu'on n'avait pas abandonnés aux soins de l'armée prussienne furent transportés à Prague et à Vienne; les premiers ayant été laissés entre les mains des médecins prussiens, la sollicitude publique se porta principalement vers la multitude de blessés qui encombraient la capitale.

Au reste, dès le début des hostilités, une

association qui avait déjà fonctionné pendant la campagne du Holstein rentra en activité avec une nouvelle vigueur et sous une forme nouvelle. Ce fut le *Patriotischer Damenverein*, la Société patriotique des dames. Dès que la guerre fut décidée, cette association, placée sous la présidence de la princesse de Schwarzenberg, s'était adressée à toutes les personnes de l'empire connues pour s'occuper d'œuvres de bienfaisance, sans égard à la position sociale de ces personnes, afin de les engager à faire partie de l'association et de lui donner leur concours.

La première réunion des dames associées eut lieu chez la princesse. Elles y étaient au nombre de vingt-cinq seulement; mais quelques jours plus tard une seconde réunion comptait déjà quarante associées, qui s'engageaient à procurer chacune à la société mille florins. Elles mirent tant de zèle et tant de dévouement, que peu de temps après cette seconde réunion, la Société eut à sa disposition une somme de cent dix mille florins, au lieu des quarante mille qu'elle avait demandés.

Lorsque les convois de blessés arrivèrent, l'empereur mit à la disposition du *Patriotischer Damenverein* deux médecins, un de ses châteaux en Hongrie pour servir d'hôpital, et des instruments de chirurgie ; tandis que les sœurs de Charité, toujours présentes où il y a des malades à soigner, offraient à cette association leurs services.

C'est ainsi que l'association des dames autrichiennes devint une des principales sociétés sanitaires de l'Autriche, et rendit des services d'autant plus grands que la femme distinguée qui la présidait avait abandonné à la Société son beau palais avec le manége et les écuries pour les transformer en hôpital. Elle s'était chargée en outre de l'éclairage et du chauffage, de sorte que l'association n'avait à sa charge que la nourriture des malades et des blessés. En conséquence, elle put disposer de ses fonds librement en faveur des malades et des convalescents. A chaque convalescent qui sortait de l'hôpital Schwarzenberg, lequel contenait cent vingt lits, la société donnait dix florins ; à ceux qui avaient été amputés, elle accordait cent cinquante à deux cents florins.

Malgré ces libéralités, elle disposait encore d'un capital assez considérable pour assurer aux soldats qui avaient subi de graves opérations une rente viagère de soixante florins; et aux officiers qui quittaient le château avant d'avoir été entièrement rétablis, elle remettait, selon les circonstances, quatre cent cinquante, et même six cent cinquante florins.

Mais la sollicitude des dames de cette association n'était pas limitée à l'hôpital Schwarzenberg ; avant même que les derniers malades de cet hôpital provisoire fussent transférés à l'hôpital de l'ordre de Saint-François, une des associées, la baronne de Lowenthal, dont l'infatigable dévouement faisait l'admiration de la population, avait déjà appelé l'attention de la Société sur cet établissement que soutenait la libéralité de la famille impériale et que l'empereur Maximilien avait dotée d'une somme de vingt et un mille florins. Dans cet hôpital, madame de Lowenthal, par les soins qu'elle donnait aux blessés, par la manière surtout qu'elle les leur prodiguait, entretenait une grande émulation au sein du personnel hospitalier et prouvait ainsi l'heureuse influence qu'exerce toujours en de semblables circonstances la présence des dames appartenant aux classes élevées de la société.

Si la Société des dames a rendu de bons services par le dévouement de ses membres, la *Société patriotique*, dont les femmes étaient cependant exclues, fut de toutes les sociétés autrichiennes celle qui, durant la dernière guerre, se rapprocha le plus de la société américaine par son organisation et son mode d'opérer. Elle avait son comité central à Vienne et des associations locales dans la plupart des villes de l'empire. Elle prenait ses associés parmi les hommes de bonne volonté de toutes les classes de la société; et, comme les associations sanitaires de la Prusse et des États-Unis, elle avait organisé des groupes d'hospitaliers volontaires qui attendaient dans les principales stations de chemins de fer l'arrivée des blessés, pour leur donner un premier secours et leur distribuer des rafraîchissements. Sous la ferme et intelligente direction de son président, le prince Colloredo-Mansfeld, cette association, issue du libre concours de la population, rendit de si importants services à l'armée, qu'une des premières mesures de l'archiduc Albert, quand il eut pris le commandement de l'armée du Nord, fut de s'assurer le concours de la Société patriotique.

Lorsque, quelque temps après la bataille de Sadowa, nous visitâmes les établissements sanitaires autrichiens, les hôpitaux de Vienne étaient encombrés de blessés. La plupart de ces établissements manquaient d'air et de lumière; aussi la mortalité y était très-grande.

Un hôpital toutefois contrastait avantageusement avec les autres par la propreté qui y régnait, par la salubrité, par la disposition de ses salles et par sa bonne ventilation. C'était cependant un hôpital improvisé, qu'on appelait à Vienne le *Holzhospital*, parce qu'il avait été établi dans un édifice en bois, destiné à l'exposition agricole qui avait eu lieu au Prater. Cet hôpital fut confié à une société de dames, sous la présidence de madame Ida von Schmerling. Fondée le 20 juin, cette société, appelée *Damen-Comite*, eut une cinquantaine de membres. Quelques-unes des associées vinrent s'établir dans l'hôpital confié à leurs soins. C'était une tâche difficile qu'elles avaient à remplir; car il y avait dans la grande salle seulement de l'hôpital plus de cinq cents malades à soigner. Cet hôpital, à un seul étage bien aéré et éclairé, nous rappelait vivement les hôpitaux en bois, tels qu'on les construit aux États-Unis.

Ce qui prouve l'immense influence qu'exerce sur l'issue du traitement une ventilation convenable dans les hôpitaux, c'est que dans l'établissement du Prater, il n'y eut que douze cas de choléra, dont deux seulement eurent une issue funeste, tandis que l'épidémie sévissait cruellement dans les autres hôpitaux. Mais, chose encore plus frappante, sur cinq mille blessés traités dans cet établissement, on n'en perdit que soixante-deux. On n'y observa, du reste, que deux cas de gangrène, et les cas de pyémie furent très-rares.

Il convient aussi d'ajouter que le directeur de cet hôpital, le docteur Abel, fit constamment preuve d'un zèle et d'une intelligence au-dessus de tout éloge.

Les membres du *Damen-Comite*, occupées dans cet établissement, rivalisaient entre elles de dévouement ; toutefois, lorsque l'épidémie éclata dans l'établissement, leur courage faiblit. Les unes après les autres, elles se retirèrent de l'hôpital ; et, en dernier lieu, il n'y resta que deux femmes, que rien ne put faire abandonner le poste d'honneur qu'elles avaient librement et spontanément accepté. Nous croyons qu'il convient de citer le nom de ces nobles femmes : c'étaient madame Anna Stolz et mademoiselle Pelz. Restées seules après la retraite de leurs associées, ces vaillantes personnes montrèrent un courage et un dévouement à toute épreuve; occupées qu'elles étaient à soigner les souffrants ou à faire la cuisine pour deux à trois cents personnes pendant plusieurs semaines.

On le voit, les actes de dévouement à la cause de l'humanité n'ont point manqué en Autriche ; ici, comme dans le reste de l'Allemagne, les populations ont toutes porté leur offrande afin de secourir ceux qui avaient été atteints en combattant. C'est ainsi que les Autrichiens établis en France, grâce un peu à l'active intervention de madame la princesse de Metternich, expédiaient des envois considérables aux sociétés de secours de Vienne; c'est ainsi également que plus de cent trente colis étaient expédiés de Bruxelles à la même destination. Mais, nous le répétons, ce qui a manqué aux institutions sanitaires en Autriche, c'est le caractère international qu'ont eu les œuvres similaires organisées aux États-Unis et en Allemagne.

CHAPITRE X

LA SOCIÉTÉ ITALIENNE DE SECOURS AUX BLESSÉS

La Société médicale de Milan, sous l'impulsion de son président, organise la première Société locale de secours. — Appel de cette association à l'Italie. — Le comité de la Société milanaise reconnu comme comité central de la Société italienne de secours aux blessés. — Au moment de la guerre, le comité florentin s'établit comme comité central des Sociétés situées au sud du Pô. — Discussions à la suite de cet incident. — Services rendus par la Société italienne de secours aux blessés.

Si, en Autriche, malgré l'élan incontestable d'une partie de la population, les sociétés de secours, par cela même qu'elles n'étaient point basées sur un principe international de réciprocité, manquaient de cette vigueur et de cette initiative que manifestèrent les sociétés de Prusse, de Saxe et de l'Allemagne du Sud. on retrouvait en Italie, quoique sous une forme différente, ce même élan, cette même puissance d'initiative populaire, grâce à la prévoyance et à l'activité de la Société italienne de secours aux blessés.

Lors de la conférence de Genève, les membres italiens de cette réunion avaient pris une part active aux débats, et le roi d'Italie fut un des premiers à adopter la convention sortie de ces délibérations.

Dès que le projet de la convention eut été arrêté, la Société médicale de Milan, sous l'impulsion de son président, le docteur Castiglioni, nomma une commission chargée d'élaborer les statuts d'une société de secours. Cette commission mit tant de zèle à remplir la tâche qu'on lui avait confiée, que, le 15 juin 1864, le comité milanais de l'Association italienne de secours aux militaires blessés et malades se trouvait constitué. Ce fut non-seulement le premier comité italien de ce genre, mais, en général, une des premières sociétés organisées sur les principes de la convention genévoise. Pour justifier son nom de comité milanais de la Société italienne, nom qui indiquait qu'il n'était qu'un membre d'une société plus vaste, le comité de Milan fit un appel chaleureux à toutes les sociétés médicales de l'Italie, les engageant à suivre son exemple et à constituer des sociétés de secours.

En même temps qu'il communiquait ses statuts aux sociétés médicales, il les publiait et engageait tous les citoyens à donner leur concours à l'œuvre projetée. Cet appel fut entendu; des sociétés de secours s'organisèrent à Bergame, à Come, à Crémone, à Pavie, à Monza; elles adoptèrent les statuts du comité milanais, et d'une voix unanime ces associations locales reconnurent pour comité central de la Société italienne de secours aux blessés celui de Milan, qui avait eu la bonne fortune et le mérite d'initier l'Italie au mouvement sanitaire international. L'œuvre entière fut placée sous le patronage du roi Victor-Emmanuel; et par le fait elle se trouva placée sous la présidence du docteur Castiglioni, président effectif du comité milanais, dont le prince royal était le président honoraire. Dès le début, la Société s'occupa activement de son organisation et des moyens de se procurer des ressources en nature et en argent, afin d'être prête à remplir sa tâche dans les temps difficiles.

Grâce à sa prévoyance, le comité central se trouva en mesure de remplir dignement les devoirs qui lui incombaient, lorsque les événements de 1866 vinrent mettre en jeu toutes les forces vives de l'Italie. A l'approche du danger, plusieurs autres associations de secours furent fondées dans les localités où, durant la paix, on avait négligé d'en organiser; et toutes ces sociétés, celles d'Ancône, de Livourne, de Naples, de Ferrare, de Plaisance, de Turin, de Florence, vinrent se grouper autour du comité milanais, qu'elles considéraient comme le comité central de l'association.

Toutefois, au moment même où la guerre éclatait, il se produisit un incident qui émut vivement les amis d'une œuvre qui allait, aux yeux de toute la nation, faire ses preuves et décider une question alors fort controversée en Italie, celle de savoir si les secours organisés par le libre concours des citoyens pouvaient réellement donner les grands résultats qu'on en attendait. L'incident auquel je fais allusion fut la proposition de donner à la société deux centres d'opération, dont l'un resterait à Milan, et l'autre résiderait dans le comité de Florence.

Les partisans de cette dualité s'appuyaient sur des considérations qui ne manquaient ni de force ni d'actualité. Ils faisaient valoir que si l'ennemi franchissait le Pô, les communications du comité milanais avec le sud de l'Italie seraient compromises; mais que tant que cet événement ne se réalisait pas, il était utile d'avoir un centre d'action à Milan, situé plus près du théâtre des opérations.

Par contre, les adversaires de cette proposition firent observer combien il était dangereux d'introduire une scission dans l'administration de la société au moment même où elle devait donner la mesure de ses forces; et pour mieux démontrer la possibilité de n'avoir qu'un seul comité central, quel que fût du reste le nombre des sociétés locales et l'importance de l'œuvre, ils rappelèrent que la Commission sanitaire des États-Unis, qui avait compté trente mille comités et avait été riche de cent vingt-cinq millions de francs, n'avait pourtant jamais eu plus d'un comité central : celui établi à Washington.

Ces considérations devaient nécessairement frapper les esprits ; mais il y avait une objection non moins grave à opposer à la mesure proposée : c'est que, ainsi que le faisait observer le docteur Castiglioni, le comité milanais avait déjà été reconnu par toutes les autres sociétés locales comme le seul comité central ; c'était donc évidemment une certaine confusion qu'on faisait naître dans le sein de la société au moment même de l'action.

Après de longs débats, et malgré l'opposition de plusieurs sociétés, on s'arrangea de telle sorte que le comité de Milan resta le centre et le représentant de la société italienne vis-à-vis du Comité international de

Genève. Mais en Italie même elle ne fonctionna en réalité, pendant la guerre, que comme comité central des sociétés locales situées au delà du Pô; tandis que par la force même des choses, celles de l'Italie centrale et méridionale se groupèrent autour du comité florentin. Mais quoique formant deux centres, les deux comités de Milan et de Florence restèrent unis par des liens étroits, et leur action fut toujours concertée de manière à ce que le service de secours ne souffrît point de leur commune indépendance.

Pendant toute la durée de la guerre, la Société italienne de secours déploya une activité et une intelligence remarquables. Dans toutes les provinces du royaume, mais surtout dans celles du centre et du nord, il y eut un élan et une émulation qui ne se démentirent pas un seul jour. Les médecins se distinguèrent par leur zèle à s'enrôler sous la glorieuse bannière de la Société. Pendant les journées de Custozza, on les voyait sur le champ de bataille secourir les blessés, et, fidèles à la mission de la Société, soigner indistinctement Italiens et Autrichiens. Au surplus, le service d'ambulance de la Société était très-bien organisé. Le personnel de chaque division du service se composait d'un officier supérieur sanitaire, de deux officiers sanitaires adjoints, d'un administrateur choisi de préférence dans le clergé, un infirmier en chef et huit aides-infirmiers. Le matériel était composé : du drapeau de la Société internationale, de gibecières d'ambulance, d'une pharmacie, de brancards disposés de manière à servir au besoin de tentes, de brancards simples, de sacs, de bouteilles et de gobelets en bois pour donner à boire aux blessés, de trousses, de plusieurs variétés de paniers pour transporter les objets en voiture ou sur dos de cheval.

Les ambulances de la Société rendirent de grands services à l'armée régulière et au corps de volontaires ; et les secours en provisions de bouche et en lingerie que les comités de Florence et de Milan distribuèrent dans les hôpitaux prouvent d'une manière éclatante que toutes les classes de la société italienne avaient, elles aussi, compris le grand rôle réservé à l'initiative individuelle, lorsqu'il s'agit de secourir les blessés et de réconforter les victimes de la guerre. Et ici comme ailleurs ce furent surtout les femmes qui, par leur courage, leur énergie et leur dévouement, permirent à la Société de secours de faire tout le bien qu'elle a accompli. A Milan, à Florence, à Turin, à Ferrare, elles ne se bornèrent pas à livrer de la charpie, des bandes, des compresses et une foule d'objets de lingerie, mais on les vit aussi, surtout à Florence et à Milan, constamment occupées à aider les comités dans les dépôts de ces villes.

CHAPITRE XI

CONCLUSION

Les sociétés de secours qui ont fonctionné pendant la dernière guerre n'ont point permis de constater un progrès sur les procédés employés par la Commission sanitaire des États-Unis. — Utilité de collections sanitaires. — La collection sanitaire américaine de l'auteur. — Accession de la Russie à la convention de Genève. — L'Exposition internationale des sociétés de secours aux blessés. — Résultats heureux de cette exposition.

Nous avons exposé aussi exactement que possible l'organisation des sociétés internationales de secours qui furent en activité pendant les récents événements en Allemagne et en Italie, en même temps que nous avons mis en relief les services qu'elles ont rendus. Plus d'une fois nous avons exprimé hautement la sincère admiration que nous avions ressentie à la vue du dévouement des médecins et des hospitaliers volontaires, du bon vouloir des souverains, de l'intelligence et de l'activité des comités placés à la tête de ces associations. Mais, si maintenant l'on nous demandait quels sont les progrès que nous avons pu constater en Allemagne et en Italie, sur l'œuvre instituée dès 1861 en Amérique par la Commission sanitaire des États-Unis, force nous est de reconnaître que nous n'avons pu découvrir nulle part une amélioration frappante, un progrès digne d'être signalé, ni dans l'organisation du matériel des ambulances, ni dans la composition du personnel des sociétés sanitaires. Nous dirons même, et, qu'on en soit persuadé, nous parlons sans parti pris, nous dirons même qu'il est à regretter qu'on n'ait pas su mieux profiter de l'expérience acquise aux États-Unis pendant quatre années d'une guerre meurtrière; qu'il est à regretter surtout que des mesures excellentes adoptées par la Commission sanitaire américaine n'aient pas été prises par les sociétés de secours de l'Allemagne, et enfin que bon nombre d'inventions américaines appropriées au service des ambulances n'aient pas été employées par les différents comités.

Une longue étude de la question sanitaire, telle qu'elle s'était fait jour en Amérique, m'ayant familiarisé avec la plupart de ces inventions, je savais quels étaient les services qu'elles avaient rendus à la Commission sanitaire des États-Unis, et combien elles lui avaient facilité sa tâche glorieuse, mais pénible. Aussi, dès qu'eut surgi l'idée d'organiser en Europe des associations analogues, et, par conséquent, longtemps avant la guerre austro-prussienne, je m'étais décidé à réunir dans une collection aussi complète que possible les nombreux appareils et objets sanitaires, dont la commission américaine avait reconnu l'utilité durant la guerre civile et dans des circonstances aussi graves, sinon plus difficiles, que celles qu'a fait naître le dernier conflit européen. Ayant commencé dès la fin de la guerre des États-Unis, à rassembler les éléments de cette collection sanitaire, j'étais déjà en possession d'un grand nombre d'objets utiles et intéressants, lorsque la guerre éclata en Allemagne; aussi, à l'époque où je me rendis sur le théâtre des événements, je me fis un devoir d'appeler l'attention des hommes compétents sur celles de ces inventions qui, dans ma pensée, pouvaient être introduites immédiatement dans le service sanitaire des sociétés de secours. Ces communications, je dois l'avouer, furent accueillies partout avec faveur, et je crois que si la guerre avait duré plus longtemps, les associations des contrées belligérantes auraient été nécessairement amenées à faire l'application d'un grand nombre de ces appareils.

La guerre terminée, je ne pouvais choisir un moment plus favorable pour inaugurer la collection sanitaire américaine dont je viens de parler, que l'époque de l'ouverture de l'Exposition universelle. Elle y trouvait sa place naturelle au sein de l'Exposition internationale des sociétés de secours aux blessés, puisque cette collection était destinée à offrir aux regards les moyens nombreux et variés par lesquels la première et la plus vaste des sociétés de secours avait pu réaliser le grand objet qu'elle avait en vue.

Nous voici arrivé à la limite que nous nous étions tracée en commençant cet ouvrage; toutefois, il nous resterait comme un remords si, en le terminant, nous ne disions pas que, depuis la dernière guerre qui a donné une si forte commotion à l'Europe, de sérieux et intelligents efforts ont été faits pour populariser en tous pays l'idée des sociétés internationales de secours aux blessés. Les bienfaits qu'ont répandus ces associations durant la guerre eurent tout d'abord un premier et grand résultat, celui de dessiller les yeux d'une grande puissance qui jusque-là s'était refusée à signer la convention de Genève : je parle de l'Autriche. Pour s'y décider, elle n'avait qu'à comparer ce qui avait été fait en Prusse avec ce qu'avait réalisé chez elle le service sanitaire, malgré le patriotisme et le bon vouloir de la population.

Quant à la Russie, il ne pouvait échapper à la pénétration de l'empereur Alexandre qu'après une épreuve aussi décisive, la plupart des objections qu'on avait soulevées contre l'opportunité et l'efficacité des sociétés sanitaires se trouvaient écartées. Aussi, considérons-nous l'accession de la Russie comme décidée en principe, et les conversations que nous avons eues à Saint-Pétersbourg, sur ce sujet, avec les plus hautes autorités du pays, ne nous laissent aucun doute sur la prochaine et définitive accession de cette puissance au traité international (1).

Lorsque ce traité aura été adopté par l'Autriche et définitivement par la Russie, on pourra dire que l'œuvre sanitaire internationale fait partie des institutions les plus populaires de l'Europe, et je crois que pour la fortifier et lui fournir les moyens de remplir sa noble mission d'une manière complète, on

(1) Pendant le tirage de ce volume, une communication personnelle du prince Gortschatkoff m'apprend que la Russie a adhéré officiellement à la convention de Genève.

ne pouvait prendre une mesure à la fois plus simple et plus ingénieuse que celle de convier à une exposition internationale toutes les Sociétés de secours aux blessés, instituées sur les bases de la convention genévoise. Grâce à l'initiative du comité central de la Société française, qui fit un chaleureux appel aux sociétés des autres pays, cette idée, heureuse à tous les points de vue, ne tarda pas à se réaliser, et l'on doit féliciter M. le comte Sérurier et quelques autres hommes dévoués du zèle qu'ils ont mis à organiser l'exposition confiée à leurs soins. Nous le répétons, cette réunion de tout ce que, dans les différentes contrées, on a imaginé pour secourir le soldat blessé, aura été la plus féconde parmi les nombreuses mesures adoptées jusqu'à ce jour pour propager l'œuvre internationale de secours. En effet, de l'étude comparée des objets, des appareils, des hôpitaux même, qui ont été employés en divers pays, on sera amené à choisir le meilleur type parmi tant de modèles différents; et des inventions utiles pour les militaires malades ou blessés seront ainsi appliquées dans des pays où, sans cette exposition, elles seraient longtemps restées peut-être inconnues.

Mais cette exposition internationale aura eu encore un résultat qui, pour être moins immédiat, n'aura pas été moins heureux pour le progrès de l'œuvre dont le succès fait l'objet de nos vœux les plus ardents. Nous faisons allusion au bien que doit nécessairement résulter, pour l'œuvre, de la présence simultanée dans cette exposition de la plupart des hommes éminents qui, en Amérique et en Europe, prennent une part active aux travaux des sociétés de secours. Ces hommes, en se communiquant leurs idées, leurs espérances et leurs études, s'éclairent mutuellement sur l'objet commun de leur sollicitude, et nul doute que, retournés dans leurs foyers, ils n'y apportent au sein de leurs sociétés respectives quelque vue nouvelle et féconde.

Au surplus, ce qui montre combien est fondé cet espoir, c'est que du contact de ces hommes est déjà sortie une idée excellente et à laquelle ne refuseront certainement point leur concours ceux qui veulent sincèrement le développement de l'œuvre sanitaire ; nous voulons parler des conférences internationales des sociétés de secours aux blessés qui doivent avoir lieu à Paris pendant l'Exposition universelle.

Puissent ces conférences internationales se continuer régulièrement après l'Exposition, en France et en d'autres pays ! puissent-elles, en se multipliant, appeler sur l'œuvre entière la sympathie de toutes les nations! Alors, et alors seulement, les sociétés de secours parviendront à remplir complétement leur mission : celle de mitiger les horreurs de la guerre, en attendant qu'une civilisation plus avancée vienne extirper le terrible fléau.

APPENDICE

ESSAI SUR LES VOITURES D'AMBULANCE

En terminant notre travail sur les institutions sanitaires, nous avons fait observer que des enseignements utiles devaient nécessairement découler de la comparaison que l'Exposition internationale permet de faire entre les objets de même nature, exposés par les différents pays qui se sont occupés de la réorganisation ou du perfectionnement du service sanitaire militaire.

Pour mieux faire saisir ma pensée, je vais exposer, dans les pages qui suivent, les réflexions que m'a suggérées la comparaison des voitures d'ambulance, et indiquer les résultats auxquels m'a conduit cette étude comparative.

Si les moyens de transport des malades et blessés

ont été à peine perfectionnés, malgré les nombreuses améliorations introduites dans les armées européennes dans ces dernières années, il faut attribuer cette lacune moins à un sentiment d'indifférence qu'aux difficultés inhérentes au sujet.

Le fait même qu'aucun gouvernement n'ait pu adopter une voiture d'ambulance qui n'ait été l'objet d'une critique juste, quoique sévère, démontre d'une manière évidente combien d'obstacles il faut surmonter avant d'atteindre à un perfectionnement réel.

Telle voiture ne présentera certainement pas le moyen de transport le plus commode et le plus sûr pour un homme gravement blessé, tandis que telle autre voiture, admirablement adaptée à certains cas particuliers, sera complétement impraticable pour le service de campagne.

La question essentielle est de décider comment les malades et les blessés peuvent être transportés de la manière la plus humaine et la plus commode, par rapport à eux-mêmes, et de la manière la plus convenable pour l'administration. Le système qui permettrait de concilier l'intérêt particulier de l'individu, et l'intérêt plus général de l'armée et du gouvernement, sera par cette raison même celui qui devra être accepté comme étant le seul réalisable, alors même qu'il ne présenterait pas un type de perfection absolue.

Quoique je n'aie pas l'intention d'entreprendre ici des recherches minutieuses sur les différents moyens de transport employés aujourd'hui dans les armées, je crois néanmoins devoir mentionner quelques-uns de ces moyens le plus généralement connus.

On peut considérer, comme étant d'importance secondaire, les brancards à bras et sur roues, les matelas, etc., etc., puisque nécessairement ils ne servent qu'à transporter les blessés de l'endroit où ils sont tombés, à la voiture d'ambulance et à l'hôpital de campagne, ou à les transporter, chaque fois qu'il y a urgence, d'un endroit à un autre endroit voisin.

Les cacolets, en usage dans l'armée française, en Algérie et ailleurs, dans les contrées montagneuses ou inaccessibles à des voitures, doivent être considérés également comme de médiocres moyens de suppléer à des modes de transport infiniment meilleurs. On doit se borner à les employer strictement dans les circonstances qui les ont créés.

Le principal appareil de transport pour les blessés et les malades sera toujours la voiture d'ambulance. Il existe actuellement en Europe plusieurs types de ces voitures. Quelques unes ont deux roues, d'autres quatre roues; quelques-unes sont spécialement destinées à transporter les blessés couchés; d'autres peuvent transporter le blessé indifféremment assis ou couché. Presque toutes ces voitures d'ambulance présentent de graves défectuosités à divers points de vue. Elles sont, sans exception aucune, extrêmement lourdes. L'ambulance française à quatre roues pèse 930 kilogrammes, et les ambulances anglaises et italiennes ont un poids encore plus considérable. Les roues de l'ambulance anglaise seraient assez solides pour être adaptées à un fourgon d'artillerie. Les véhicules français, italiens et autrichiens ont des parois des deux côtés et aux extrémités, et souvent ils ont un double toit.

Il est évident que dans la construction de ces voitures on a en vue de les rendre massives. En poursuivant ce but on a commis une grave erreur ; car la légèreté du véhicule est au contraire une considération tellement importante, qu'on devrait écarter sans nulle hésitation tout ce qui ne sert pas au confort des blessés ou qui n'est pas absolument nécessaire pour leur sûreté ou pour celle du véhicule même.

Une voiture-ambulance devrait être assez légère pour que deux chevaux pussent aisément la tirer partout où peut pénétrer une voiture, à travers les champs et les prairies aussi bien que sur des routes macadamisées.

La difficulté que l'on éprouve à employer les voitures-ambulances européennes ailleurs que sur des routes bien entretenues est un fait qui les condamne.

Une voiture d'ambulance devrait être tellement légère qu'elle pût se transporter, en tout temps et en tout lieu, avec rapidité d'un point à un autre ; en un mot, elle devrait réaliser l'idée qu'exprime le mot *volante*.

Les voitures employées par le gouvernement des États-Unis pendant la dernière guerre civile, ont été les meilleures qui aient été jamais construites, relativement à ce point essentiel : la légèreté. Les voitures-ambulances américaines à quatre roues ont rarement dépassé le poids de 620 kilogrammes. Au commencement de la guerre, une grande quantité de voitures d'ambulance pesant chacune autant que les voitures-ambulances françaises, avaient été employées par le gouvernement des États-Unis ; mais elles furent abandonnées après un essai de quelques semaines. Quatre chevaux ne suffisaient pas quelquefois pour les tirer de la boue ou les traîner sur des chemins endommagés par les trains de chariots et d'artillerie.

On adopta des voitures légères à quatre roues, et après une épreuve de quatre années, on admit unanimement qu'elles étaient assez solides pour le service spécial auquel elles étaient destinées et qu'elles étaient de beaucoup supérieures aux lourdes voitures qu'elles avaient remplacées.

Une voiture-ambulance doit être construite de manière à pouvoir pivoter sur elle-même sans difficulté et sans danger dans un cercle dont le diamètre excède à peine la longueur même de la voiture.

Une des objections les plus sérieuses qu'on ait produites contre les voitures américaines, c'est précisément qu'elles tournent avec difficulté et non sans danger. Cette objection s'adresse également aux véhicules anglais. Dans les voitures-ambulances françaises, italiennes et suisses, les roues de devant sont basses, et elles passent ou partiellement ou entièrement sous la caisse de la voiture. Il devrait toujours en être ainsi ; l'augmentation de puissance que l'on obtient incontestablement par de grandes roues ne contre-balance en aucune façon les inconvénients que j'ai signalés.

Un autre point qu'il ne faut pas perdre de vue, c'est la ventilation. Sous ce rapport les voitures d'ambulance employées dans les armées française, italienne et autrichienne sont tout à fait défectueuses ; elles ne sont guère mieux ventilées que des omnibus fermés. L'idée qu'on a eue en Amérique de couvrir les véhicules au moyen d'une toile vernissée ou le plus souvent d'une forte étoffe de coton appelée *cotton duck* est excellente, non-seulement au point de vue de l'économie et de la légèreté, mais surtout à cause de l'extrême facilité avec laquelle en déroulant la toile, on peut faire pénétrer dans l'intérieur de l'air et de la lumière.

Un grand confort résulte, en été comme en hiver,

pour les patients de cette manière de couvrir les voitures-ambulances ; au reste, la durabilité et l'imperméabilité de ces étoffes ont été surabondamment démontrées aux États-Unis. Toutefois l'expérience seule pourra démontrer si l'emploi d'une étoffe de coton non vernissée serait aussi avantageux dans les climats plus humides de l'Europe.

Les voitures d'ambulance devraient être construites de manière qu'on pût transporter les blessés à volonté, assis ou couchés. Dans les voitures françaises à un cheval, on ne peut transporter que deux hommes couchés. Alors même qu'on admettrait qu'il y ait avantage d'employer dans une même armée deux ou même trois types différents de voitures-ambulances, ce principe devrait être observé. La fréquence des cas où l'application de ce principe se montrera utile, et les sérieux inconvénients qu'on éprouve en le négligeant sont autant de raisons pour qu'on l'adopte résolûment.

La forme préférable entre toutes est l'ambulance à quatre roues. En Europe ce principe a été généralement admis, plutôt à cause de l'espace plus grand dont on peut disposer dans une ambulance à quatre roues, qu'en raison du défaut radical que présente la voiture-ambulance à deux roues ; je veux parler du mouvement saccadé et pénible pour le blessé, chaque fois que le véhicule à deux roues avance plus rapidement qu'au pas du cheval. C'est ce fait qui décida le gouvernement des États-Unis à renoncer entièrement à l'emploi de voitures-ambulances à deux roues.

Après avoir mis en relief les règles qui, je crois, doivent être observées dans la construction des voitures-ambulances, il me reste à rechercher la manière dont l'intérieur de ces véhicules doit être disposé pour offrir au malade et au blessé le plus de commodité possible.

Avant tout, il faut trouver moyen de préserver ceux qui sont gravement blessés ou malades de tout choc violent et de toute contusion. On peut atteindre ce but en faisant usage de brancards-matelas pourvus de ressorts semblables à ceux des voitures-ambulances anglaises, ou bien en fixant dans la voiture des ressorts sur lesquels les brancards ou les matelas se placent comme dans l'ambulance Howard des États-Unis. Et puis la construction intérieure de la voiture doit rendre facile le chargement et le déchargement. Ce point est très-important, et c'est précisément celui qui m'a paru laisser le plus à désirer dans toutes les voitures-ambulances que j'ai examinées. Ceux qui sont gravement blessés ne devraient jamais être enlevés du brancard sur lequel il a été porté dans la voiture, sauf des cas spéciaux et urgents. Pour cette raison, l'intérieur de la voiture devrait être arrangé de manière à ce que les brancards pussent y être placés facilement et en être retirés avec la même facilité. Ce but est atteint dans la voiture Howard;

toutefois il est à regretter que M. Howard n'ait pas songé à remédier à plusieurs inconvénients qui résultent de la manière dont il a disposé l'intérieur du véhicule.

Non-seulement le chargement et le déchargement devraient s'opérer sans déplacer inutilement les blessés, mais ils devraient se faire sans fatigue pour les infirmiers. Dans presque toutes les voitures construites jusqu'à ce jour, la caisse de la voiture est si haut, la portière est si étroite, le marchepied si mal disposé, que ce n'est qu'avec la plus grande difficulté que le blessé peut être placé à l'endroit qu'on lui destine.

Ce sont là des considérations générales. L'arrangement spécial et particulier de l'intérieur dépend de la grandeur et de la capacité de la voiture. Après de longues investigations sur ce sujet, investigations qui ont été faites en partie sur les champs de bataille, je suis arrivé à conclure que la meilleure disposition intérieure d'une voiture d'ambulance serait celle que je vais exposer.

En admettant d'abord comme indispensable que la voiture soit assez légère pour que deux chevaux puissent la tirer aisément, je la disposerais de manière à ce qu'elle pût transporter commodément dix hommes assis, sans compter le conducteur, ou quatre hommes couchés et deux assis. L'utilité et l'économie qu'il y aurait à pouvoir transporter avec deux chevaux quatre hommes couchés est chose trop évidente pour que j'insiste.

M. Sus (de New-York), qui le premier appela l'attention du gouvernement des États-Unis sur ce sujet, et qui est le vrai inventeur de la voiture d'ambulance adoptée par le bureau médical des États-Unis, sous le nom de voiture d'ambulance Rucker — M. Sus, dis-je, a démontré par des calculs ingénieux combien grande est l'économie en véhicules, en hommes, en chevaux et en fourrage qu'on réalise en adoptant ce mode de transport. Toutefois, les voitures de MM. Sus et Rucker présentent de grands inconvénients, non-seulement dans leur construction extérieure, mais aussi dans leur aménagement intérieur. Les siéges et les matelas n'ont ni ressorts, ni roulettes, ni anneaux. Il en résulte que malgré l'incontestable supériorité de l'idée première, on éprouve dans la pratique une difficulté extrême à placer dans une de ces voitures un homme grièvement blessé ; cette difficulté toutefois est surpassée par celle de descendre le blessé de la voiture.

Mais comment peut-on remédier à ce grave inconvénient?

En premier lieu, en écartant entièrement les matelas supérieurs qui sont lourds et au plus haut degré incommodes, soit comme civière, soit comme matelas, et quand, en les ployant, on veut s'en servir comme dossiers de siéges, ils rendent ces siéges plus étroits et n'offrent pas un seul avantage qui ne put être atteint d'une manière plus complète par des dossiers fixes.

A la place de ces matelas, je recommanderais l'usage des civières ordinaires telles qu'elles sont employées dans les armées française, anglaise et américaine. Les bras ou poignées de ces civières devraient être fixés, à $0^{m},85$ environ du plancher, à deux anneaux en caoutchouc, de chaque côté de la voiture, et à deux au milieu du véhicule, à un support perpendiculaire, immédiatement derrière le conducteur, et enfin à deux autres anneaux attachés, à l'arrière de la voiture, à un crochet en fer, lequel pourrait être abaissé à volonté. C'est là, en résumé, le système employé par les Américains dans leurs voitures d'ambulance de chemin de fer.

L'élasticité du caoutchouc assure au blessé un confort suffisant, tandis que la possibilité de pouvoir employer les civières ordinaires comme des matelas, constitue dans la pratique un avantage qu'on ne saurait assez apprécier.

Les siéges de la voiture américaine de Rucker, devant servir de matelas lorsqu'ils sont ouverts et étendus sur le plancher, pourraient être munis de roulettes qui reposeraient sur des ressorts en acier attachés au plancher de la voiture, à niveau de la surface.

Je sais qu'on soulèvera plus d'une objection contre la proposition d'employer deux rangs de lits dans la même voiture; mais il faut remarquer que le rang supérieur n'est que supplémentaire, et qu'on peut toujours ne transporter que deux hommes couchés, chaque fois qu'on aura quelque raison pour se limiter à ce nombre; mais tous ceux qui savent par expérience combien sont parfois impérieuses et urgentes les exigences du service hospitalier, comprendront l'immense avantage que présente une combinaison qui permettra de doubler la capacité du véhicule (1).

Afin que le chargement et le déchargement pussent s'effectuer sans difficulté et rapidement par les infirmiers, la voiture ne devrait pas avoir moins de 1 mètre et demi de hauteur du toit au plancher; elle devrait avoir un large marchepied à l'arrière et deux marches des deux côtés, et le siége du conducteur devrait pouvoir se replier sur lui-même ou être construit de manière à ne présenter aucun obstacle à l'infirmier, qui introduit la tête du brancard dans la voiture, et qui, après avoir attaché les courroies du brancard aux anneaux élas-

(1) Je fais construire en ce moment un modèle de voiture d'ambulance sur ce principe, et j'espère que bientôt je pourrai l'ajouter à ma collection sanitaire américaine, qui se trouve actuellement dans l'Exposition internationale des sociétés de secours aux blessés.

tiques, sort du véhicule par le devant de la voiture.

Un petit espace devrait être réservé pour y placer un vase d'eau et quelques provisions indispensables. A l'extérieur ou à l'intérieur de la voiture devrait se trouver une place pour une ou deux civières supplémentaires. Toutefois, on est toujours tenté, dans la construction des voitures d'ambulance, de faire plus qu'il ne faut absolument, désireux que l'on est de procurer au patient le plus de confort possible. Ici surtout le mieux est souvent l'ennemi du bien, et c'est là un écueil qu'il faut éviter.

La voiture-ambulance italienne de Locati, excellente sous bien des rapports, est un exemple des inconvénients que présente un système trop compliqué.

Ainsi que nous l'avons dit, ce qui doit décider la question, ce n'est point précisément de savoir quelle est la voiture d'ambulance qui permet dans des cas spéciaux de transporter des militaires blessés ou malades de la manière la plus confortable et la plus sûre pour eux, mais de savoir quelle est la voiture qui, remplissant ce but essentiel, ne porte aucun préjudice au bien général de l'armée.

La plupart des brancards à roues, proposés par MM. Neuss, Fischer et quelques autres, sont, il est vrai, pour un homme gravement blessé, des moyens de transport plus commodes que les voitures d'ambulance ; toutefois il serait imprudent de substituer sur une vaste échelle l'emploi de ces brancards à celui des véhicules tirés par les chevaux. Le nombre infini de brancards et d'hommes que nécessite un tel système, l'exclut du service sanitaire des armées en campagne.

Un autre système de transport de haute importance est le transport sur des rails, soit au moyen des wagons ordinaires, soit au moyen de véhicules construits spécialement dans ce but, et appelés en Amérique des wagons-hôpitaux (*hospital cars*).

Les Américains, opérant dans un pays traversé par des eaux navigables d'une étendue de 50,000 kilomètres et par des voies ferrées d'une longueur totale de plus de 60,000 kilomètres, comprirent, dès les débuts de la guerre civile, combien il était urgent de régénérer les armées affaiblies par les maladies propres aux climats chauds. Pénétrés de cette nécessité, ils transportèrent, au moyen des chemins de fer et des bateaux à vapeur, des corps d'armée entiers aux stations et aux campements sanitaires.

Pour ce service on employa généralement les wagons ordinaires ; toutefois on ne tarda pas à sentir qu'il fallait assurer aux blessés et aux malades un moyen de transport plus commode. On fit alors usage des voitures-hôpitaux. En réalité, ce furent les wagons de chemins de fer, tels qu'on les construit aux États-Unis; on agença l'intérieur de manière à pouvoir suspendre des lits des deux côtés du wagon, tout en laissant un couloir et en ménageant des compartiments pour placer les médicaments et préparer les aliments. On transporta dans ces wagons des centaines d'hommes, gravement blessés, d'une manière commode pour eux et sans les déplacer une seule fois. Généralement on n'employait pas plus d'un ou deux de ces wagons pour former un convoi de malades ou de blessés.

Il ne serait pas si facile de transformer en wagons-hôpitaux les voitures des chemins de fer en Europe, parce qu'elles sont moins grandes et qu'elles sont divisées en plusieurs compartiments. Toutefois, rien n'empêcherait de faire subir à ces voitures des modifications suffisantes pour qu'on puisse y transporter commodément les blessés quand il s'agira de franchir de longues distances.

Je n'ai pu présenter que d'une manière succincte les réflexions que m'a suggérées cet important sujet. Toutefois, les opinions que j'ai émises brièvement sont le résultat de longues études et de pénibles recherches. Si, en les publiant, j'ai pu contribuer d'une manière quelconque à faire adopter un système de transport meilleur que celui actuellement employé dans le service sanitaire, mon but aura été atteint.

On peut espérer des résultats excellents des travaux du Comité de l'Exposition internationale des secours aux blessés, lequel, sous la présidence du baron Mundy, est chargé d'examiner le matériel hospitalier exposé au champ de Mars. J'ai la ferme conviction que, grâce à cet examen, fait à l'abri des influences de la routine et avec cet esprit critique qui est la gloire de notre époque, des progrès marquants pourront s'opérer dans une des branches les plus essentielles du service militaire.

CATALOGUE

DE LA

COLLECTION SANITAIRE

DU

DR THOMAS W. EVANS

LIVRES, DESSINS, GRAVURES, PHOTOGRAPHIES, MODÈLES, RÉDUCTIONS, PLANS.

COMITÉ DES ÉTATS-UNIS D'AMÉRIQUE

COLLECTION DU Dr THOMAS W. EVANS

1. Histoire de la Commission sanitaire des États-Unis, par le docteur THOMAS W. EVANS.

2. Discours du R. D. BELLOWS, président de la Commission sanitaire des États-Unis.

3. Une réponse à la question : « Pourquoi la Commission sanitaire a-t-elle besoin de tant d'argent? » par M. KNAPP.

4. *History of the Sanitary Commission* (Histoire de la Commission sanitaire), et Mémorial de la grande assemblée centrale de la Commission sanitaire, par M. CH. J. STILLÉ.

5. Statistique militaire des États-Unis d'Amérique, par M. ELLIOT.

6. Livre illustré en souvenir du patriotisme des citoyens américains, par M. GOODRICH.

7. Essais sur la chirurgie et la médecine militaires.

8. Trois semaines à Gettysbourg.

9. La Commission sanitaire de l'armée des États-Unis, histoire succincte de ses opérations.

10. Histoire de la Commission sanitaire des États-Unis.

Publication de la Commission sanitaire des États-Unis.

11. Essais d'hygiène et de thérapeutique militaires, par le docteur THOMAS W. EVANS.

12. Les Institutions sanitaires pendant le conflit austro-prussien, par M. THOMAS W. EVANS.

13. *Military, Medical and Surgical Essays* (Essais sur la médecine et la chirurgie militaires), par M. le docteur HAMMOND.

14. Photographies de localités rendues célèbres par la guerre.

15. Une lithographie donnant la vue extérieure du steamer hôpital des États-Unis (*Elm-City*).

16. Une vue lithographique de l'hôpital général des États-Unis de Chestnut-Hill Philadelphie.

17. Modèles de bibliothèques, camps et hôpitaux, fournis par la Compagnie chrétienne des États-Unis. (M. THOMAS W. EVANS.)

18. Un Diagramme du plan horizontal de l'hôpital général des États-Unis de West Philadelphie. (M. THOMAS W. EVANS.)

19. Cartes et diagrammes de la Commission sanitaire des États-Unis.

20. Modèle de l'hôpital général des États-Unis de Philadelphie, donnant une vue générale des terrains, pavillons et cuisines dépendant de cet hôpital.

21. Un modèle réduit au quart d'une ambulance de chemin de fer ou *Wagon-hôpital*, construit par MM. CUMMINGS ET FILS pour le docteur Thomas W. Evans.

22. Modèle d'un poêle de Californie, employé au chauffage des tentes d'hôpital, construit d'après les dessins de M. THOMAS W. EVANS.

23. Un modèle fac-simile des cabanes en bois employées dans la construction de l'hôpital général des États-Unis de *City-Point*.

24. Modèle de l'hôpital général et modèle, au vingt-quatrième, d'un pavillon de l'hôpital général des États-Unis de Chesnut-Hill, à Philadelphie. (M. Thomas W. Evans.)

25. Drapeau de la Commission chrétienne des États-Unis.

26. Livre de photographie, figurant d'après nature les tentes en usage pendant la guerre aux États-Unis.

27. Cinq groupes terre cuite, représentant des soldats blessés.

28. Tableau représentant le bazar ouvert par la Commission sanitaire de Philadelphie.

29. De la découverte du caoutchouc vulcanisé et de la priorité de son application à la chirurgie civile et militaire. Brochure par le docteur Thomas W. Evans.

30. Livre du docteur Barnes, avec gravures d'ambulances.

31. Photographie d'ambulance de chemin de fer.

32. Photographie de l'ambulance de Pinner formant cuisine complète.

33. Petite médaille donnée par la Commission chrétienne à chaque soldat, contenant ses nom, prénoms, âge, le numéro de son régiment, etc., etc.

34. Un rouleau contenant les signatures de 19,108 personnes ayant subi des opérations chirurgicales, et notamment des extractions de dents sans éprouver de douleur, par l'emploi du gaz oxyde nitreux, appareil du Dr Colton (de New-York).

35. Plan de l'organisation de la Commission sanitaire des États-Unis (encadré).

36. Plan d'un vaste hôpital pour les soldats blessés, à Philadelphie (encadré).

37. Cadre artistique fait par des soldats blessés à l'hôpital de Philadelphie.

38. Soldat blessé, photographie (encadré).

39. Hommages des artistes de Dusseldorf aux dames, membres de la Commission sanitaire des États-Unis (encadré).

40. Grande foire centrale au profit de la Commission sanitaire des États-Unis (encadré).

41. Cadres renfermant diverses photographies et médailles ayant trait à la Commission sanitaire.

42. Vues stéréoscopiques de la Commission.

43. Drapeaux américains faits par les dames, membres de la Commission.

44. Deux drapeaux offerts aux représentants des États-Unis au congrès de Genève, en 1863.

45. The Sanitary Commission of the United States army, a succinct narration of its works und purposes (brochure).

46. Great central fair (brochure).

47. A Woman's example and a nation's work.

48. Treatise on military surgery, by Hamilton (livre).

49. Constitution of the American Association (brochure).

50. On the military statitics of the United States of America (brochure).

51. Three weeks at Gettysburg (brochure).

52. Instructions for the government of armies of the U. S. in the field (brochure).

53. A Report to the secretary of war of the operations of the Sanitary Commission (brochure).

54. Mortality and seekness of the U. S. volunteer forces.

55. Statement of the object and method of the Sanitary Commission.

56. Une cinquantaine de brochures diverses relatives à la Commission sanitaire des États-Unis.

DENRÉES ALIMENTAIRES; PRÉPARATIONS MÉDICINALES.

COMITÉ DES ÉTATS-UNIS D'AMÉRIQUE

COLLECTION DU Dr THOMAS W. EVANS

57. Biscuits; blé; blé desséché doux; bœuf (MARTING), bœuf salé; cacao (de BAKER); chocolat (de BAKER); choux marinés; cidre; champagne; conserves; eau-de-vie (F. S. COZZENS, New-York); eau-de-vie de mûres; épices assorties; extrait de café (de BORDEN); extrait de champignons; extrait de gimgembre de la Jamaïque (FRÉD. BROWN); extrait de limons; extraits odorants (de WOODRUFF); farine (de HECKER); fromage; fruits pressés; fruits secs; gâteaux d'avoine; gelées; graine de lin; gruau; hominy; huîtres marinées; juliennes; jus de citron; lait condensé (de BORDEN); légumes desséchés; légumes pressés; levain en poudre; lichen d'Islande; limonade condensée (de MORRIS); limons; macaroni; maizena; mélasses; morue; moutardes; muscades; noix d'Hickory; œufs desséchés (de LAMONT); oranges; orge; pale-ale (M. DONALD SMITH, New-York); pommes de terre; pruneaux; rhum de la Jamaïque (F. S. COZZENS); riz; sagou; sardines; sirops; sirops de limon; sucre brun et blanc; tabac (Guil et Baltimore); tapioca; thé noir et vert; vermicelle; viandes pressées; vinaigre de framboises; vins domestiques (F. S. COZZENS); vins étrangers (F. S. COZZENS); whiskey; two star, old rye, Bourbon (F. S. COZZENS); beurre de pomme.

58. Emplâtre adhésif; alcool; eau de Cologne; douceurs diverses.

MATÉRIEL D'HOPITAUX ET D'AMBULANCES.

Objets divers pour les pansements

COMITÉ DES ÉTATS-UNIS D'AMÉRIQUE

COLLECTION DE Dr THOMAS W. EVANS

59. Un appui-tête, M. S. S. STEVENS, à Baltimore, inventeur.

60. Un élévateur pour invalides, M. MARX, à New-York, inventeur.

61. Huit lits d'hôpital garnis.

62. Un lit pour invalides, M. le docteur JOSIAH CROSBY, inventeur.

63. Un lit à fractures, M. le docteur LATTA, à Goshen (Indiana).

64. Une table à lit, de M. T. S. STEVENS, à Baltimore.

65. Un havre-sac d'hôpital, M. J. DUNTON, à Philadelphie.

66. Une tente-hôpital carrée et une tente-hôpital de campagne.

67. Une tente-hôpital de campagne, dite *umbrella-tent*, M. W. RICHARDSON, à Philadelphie, inventeur.

68. Un assortiment d'attelles, *Surgical Splint Comp.*

69. Un assortiment d'attelles, de M. A. M. DAYT, à Berlington.

70. Attelle de zinc perforé et cisaillé, employée par la Commission sanitaire.

71. Un nécessaire d'hôpital, M. T. MORRIS PÉROT, à Philadelphie.

72. Une ambulance, M. J. BRAINARD, à Boston, inventeur.

73. Une ambulance dite *de Howard*, inventée par M. le docteur B. HOWARD, à New-York.

74. Une ambulance dite *ambulance ressort en caoutchouc*, M. T. Morris-Pérot, à Philadelphie.

75. Une ambulance, employée par les citoyens de Philadelphie.

76. Un wagon-médicaments, dit *wagon d'Autenrieth*, construit par M. G. Autenrieth, à New-York.

77. Un wagon à médicaments, dit *de Pérot*, construit par M. T. Morris Pérot, à Philadelphie.

78. Un wagon-café, fait par M. Dunton, à Philadelphie.

79. Une cuisine d'ambulance, faite par M. Pinner, à New-York.

80. Un bât américain ancien modèle et un bât américain nouveau modèle.

81. Deux litières à bras (pliantes), forme très-usitée par le service d'ambulance des États-Unis, et deux litières à bras, faites par M. B. Howard, à New-York.

82. Une litière à un cheval, faite par M. F. P. Woodcock, à New-York.

83. Une litière à bras, faite par M. S. S. Stevens, à Baltimore.

84. Une boîte de campagne, faite par M. T. Morris-Pérot, à Philadelphie.

85. Une tente, *umbrella*, d'officier, faite par M. L. Walton, à Saint-Louis.

86. Une tente, *umbrella*, d'officier, faite par M. Richardson, à Philadelphie.

87. Pliants.

88. Une pharmacie de campagne, M. T. Morris-Pérot, à Philadelphie, fabricant.

89. Deux paniers à médicaments, M. G. Autenrieth, à New-York, fabricant.

90. Un panier à médicaments, M. J. Dunton, à Philadelphie, fabricant.

91. Un panier à médicaments, T. Morris-Pérot, à Philadelphie, fabricant.

92. Tables de campement.

93. Une cantine.

94. Une caisse nécessaire pour officiers, faite par M. E. Morris-Pérot, à Philadelphie.

95. Une caisse d'outils de la Commission sanitaire des États-Unis.

96. Un panier nécessaire, J. Dunton, à Philadelphie.

97. Un nécessaire de table, de la Commission sanitaire des États-Unis.

98. Balais, bandages, béquilles, boutons, brosses, cafetières, châssis, chandeliers, charpie, cotons pour pansement, caoutchoucs ; crachoirs, enveloppes pour lettres des soldats, épingles, éponges, étoupes, éventails, fil, garde-vue, jeux, lanternes, paniers, papier à lettres (de Collins Broth), peignes, pipes, plumes et crayons pour les soldats, sacs de papier, sceaux, soie huilée, tasses pour l'alimentation des blessés, tubes.

99. Caisse contenant des bandages, trois caisses de charpie, caleçons de flanelle, chaussettes, chemises de flanelle, couverture à damier avec sac contenant le jeu, écharpes pour bras, mitaines, nécessaire pour le soldat blessé ou malade, pantoufles d'hôpital, deux robes de chambre. (Objets offerts par les dames de Buffalo au docteur Evans.)

100. Caleçons, chaussettes (laine et coton), chemises, coussins, couvertures, draps, lits-sacs, mitaines, mouchoirs, serviettes.

101. Sacs aux lettres de la Commission sanitaire de l'armée du Potomac.

INSTRUMENTS DE MÉDECINE ET DE CHIRURGIE APPAREILS PROTHÉTIQUES ET ORTHOPÉDIQUES

COMITÉ DES ÉTATS-UNIS D'AMÉRIQUE

COLLECTION DU Dr THOMAS W. EVANS

102. Couteaux et fourchettes, instruments combinés pour ceux qui n'ont qu'une main.

103. Instruments de campagne pour les chirurgiens de régiment.

104. Instruments employés par les inspecteurs de la Commission sanitaire pour l'examen des recrues ; anthropomètre, balances, bascules, spiromètre.

105. Appareils pour les petites opérations.

106. Appareils pour les grandes opérations.

107. Trousses de poche.

108. Trousses d'hôpital, faites par Georges Tiemann et Cie, à New-York.

109. Une boîte d'instruments chirurgicaux et une trousse de campagne, M. D. W. Kolb, à Philadelphie, fabricant.

110. Un instrument pour une meilleure administration anesthésique de l'éther sulfurique, inventé par M. le docteur F. D. Lente, à Cold Springs.

111. Une boîte d'instruments, fabricant M. Georges Tiemann et Cie, New-York.

112. Une préparation montrant un mode d'opérations dans les cas de fractures composées, par M. le docteur B. Howard, à New-York.

113. Un appareil pour la production et l'administration du gaz oxyde nitreux dans le but de produire l'anesthésie, par M. J.-Q. Collon, à New-York.

114. Un appareil pour fractures de l'os maxillaire inférieur, inventé par M. le docteur C.-S. Béan, à Baltimore.

115. Appareil à fractures de M. le docteur Gurdon-Buck, à New-York.

116. Assortiment de membres artificiels de M. le docteur Hudson, à New-York.

117. Jambe artificielle, faite par M. W. Kolbe, à Philadelphie.

118. Bougeoir se terminant en pointe et se fixant partout comme un clou.

119. Lit extenseur, du docteur Langer.

120. Lit et oreiller pour malades ou blessés, en toile métallique, inventés par madame Petiteau.

APPAREILS DE SAUVETAGE

COMITÉ DES ÉTATS-UNIS D'AMÉRIQUE

COLLECTION DU Dr THOMAS W. EVANS

121. Bateau de sauvetage en gutta-percha

122. Radeau de sauvetage.

123. Drapeau officiel de la Commission sanitaire des États-Unis.

PARIS — IMP. SIMON RAÇON ET COMP., RUE D'ERFURTH, 1

PARIS. — IMP. SIMON RAÇON ET COMP., RUE D'ERFURTH, 1.

www.ingramcontent.com/pod-product-compliance
Ingram Content Group UK Ltd.
Pitfield, Milton Keynes, MK11 3LW, UK
UKHW012031240726
13965UKWH00002B/710